W0258864

Pflichten und Rechte der Oberin

von

Schwester Anna von Zimmermann
Oberin

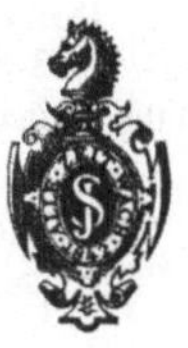

Springer-Verlag Berlin Heidelberg GmbH

1913

ISBN 978-3-662-23199-9   ISBN 978-3-662-25200-0 (eBook)
DOI 10.1007/978-3-662-25200-0
Softcover reprint of the hardcover 1st edition 1913

Ihrer Königlichen Hoheit

**der Frau Prinzessin Johann Georg
Herzogin zu Sachsen**

der durchlauchtigsten Präsidentin
des Albertvereins

Frauenvereins vom Roten Kreuz
im Königreich Sachsen

ehrfurchtsvoll zugeeignet

Motto:

Über mir der gestirnte Himmel; in mir
die Pflicht!   (Kant.)

Vorwort.

„Was heißt Schwester sein“, der kleine Wegweiser in den ethischen Forderungen des Schwesternberufs[1]) hat so schnell Fuß gefaßt, daß er einem Bedürfnis entgegenzukommen schien.

Das macht mir Mut, ihm ein Wort über die Oberin folgen zu lassen, die vor eine schwerere Aufgabe gestellt wird.

Heutzutage, wo es überall gärt und stürmt, auch im Schwesternberuf alles zu voller, reicherer Entwicklung drängt, bedarf es der Vollkräfte an leitender Stelle.

Wir brauchen als Führerinnen Persönlichkeiten, die sich der hohen Verantwortung ihres Amtes bewußt sind und den mühsamen Weg gründlichster, eingehendster Vorbildung nicht scheuen, die ihre Pflichten verstehen und erfüllen lernen, um ihre Rechte beanspruchen und wahren zu können.

Möge dieses kleine, aus langjähriger Erfahrung hervorgegangene Buch eine Anregung dazu bieten.

Leipzig, Oktober 1913.

Die Verfasserin.

---

[1]) „Was heißt Schwester sein?“ Beitrage zur ethischen Berufserziehung von Schwester Anna von Zimmermann, Oberin. Zweite Auflage. Berlin 1913. Verlag von Julius Springer. In Leinwand gebunden Preis M 1,50; bei Bezug von 20 Exemplaren à M 1,25.

Inhalt.

Die Oberin als Persönlichkeit.

> „Das, womit der Mensch sich ernst-
> lich abgibt, drückt ihm ein Gepräge auf,
> und es geht etwas von seiner Hoheit auf
> ihn über, er mag wollen oder nicht.“
>
> Hilty.

„Oberin“ ist die erste unter vielen Gleichartigen,
die in geschlossenen Reihen des gleichen Weges ziehen,
zu gemeinsamem, großem Ziel. Sie ist Führerin, Mittelpunkt, Hüterin einer großen Schar. Sie ist in ihrem
höchsten Amt berufliche Mutter.

Wer die Würde hat, hat die Bürde! Ein volles Maß
von Bürde wird derjenigen zugemessen sein, die die
schweren Aufgaben und Pflichten der Oberin auf sich
nimmt.

Auch als ernster, vorgebildeter, berufsfreudiger
Mensch ahnt sie nicht, welche Unsumme von vielseitigen Anforderungen ihrer warten. Sie gehen weit
hinaus über die Aufgaben, die an diejenige herantreten,
die wissen muß, was es heißt, „Schwester sein“, und in
ihrer Berufserfüllung dieses Wissen zum Ausdruck
bringt.

Es sind so vielseitige Ansprüche an Geist, Gemüt und Charakter, an Begabung, Fähigkeiten und Können, daß sie schwer in einer Persönlichkeit vereinigt, von einer befriedigt werden können.

Die Vorbildung mag noch so sorgfältig und eingehend sein, in ihre Arbeit wird jede Oberin erst hineinwachsen müssen. Sie wird sich für ihre verantwortungsvolle Aufgabe und durch sie erziehen lassen müssen, nicht zum wenigsten auch durch diejenigen, an denen sie Erziehungsarbeit zu üben hat.

An ihren Aufgaben soll sich die Oberin stetig entwickeln. Das Streben nach eignem geistigen Fortschreiten, nach innerer Vervollkommnung darf sie nie aus den Augen lassen.

Man kann anderen nur etwas sein, wenn man selbst etwas geworden ist, nach der Richtung geworden vor allem, nach der man seine Anforderungen an andere zu stellen hat. „Lasse dein eignes Selbst, nicht deine Worte für dich sprechen." Mit schönen Reden allein wird man wenig erreichen, sie mögen noch so durchdacht und wahr sein. Seine Grundsätze in Worte kleiden und verkünden ist leichter, als sie im Berufsleben in Handlungen umsetzen.

Möglichste Verkörperung des Schwesternideals bildet die Grundlage, die erste Stufe für die Entwicklung zur Oberin, darum soll sie nur aus der vollwertigen Schwester hervorgehen.

Nicht jede Schwester wird Oberin sein können, aber jede Oberin muß Schwester sein.

Das wahre Verständnis, die richtige Beurteilung der Anforderungen, Schwierigkeiten und Leistungen im Krankenpflegeberuf nach der praktischen und ideellen Seite kann nur aus der Praxis hervorgehen. Nie wird hierzu die reine Theorie ausreichen.

Nicht durch Hörensagen gehen uns Wahrheiten auf, sondern durch Erleben; und wenn dieses Erleben unser inneres Eigentum geworden, in unser ureigenstes Sein übergegangen ist, dann erst sind wir imstande, anderen, die wir fördern wollen, zum Erleben durch uns und damit zur Wahrheit zu verhelfen. —

Am eignen Leibe muß man alle beruflichen, körperlichen und seelischen Anstrengungen und Nöte empfunden haben, um sie ermessen und richtig einschätzen zu können. Klippen muß man glücklich umschifft, Gefahren siegreich überwunden haben. Steine, an denen man sich wund gestoßen, müssen als Merksteine für den rückschauenden Blick am zurückgelegten Arbeitspfade liegen, wenn man als Pfadfinder der jungen Schar voranschreiten soll, Strauchelnde aufrichten, Verirrten ein untrüglicher Wegweiser werden will, der durch Nebel, Nacht und Sturm unentwegt eine Richtung weist: vorwärts! —

In Zeiten voller Frische, Kraft und Leistungsfähigkeit, wird der Oberin die Größe ihrer Aufgabe Kraft spenden, ihre Schwierigkeiten werden ihr zum Sporn werden.

Frischer, fröhlicher Kampf stählt und bringt die eigne Stärke als besten Kampfgenossen erst recht zum Bewußtsein.

„Gott gibt uns immer Kraft und Verstand genug
für alles, was er will, daß wir tun sollen.“   (Ruskin.)

Was unübersteiglich schien, wird, wenn man mitten drin steht, zum gangbaren Pfad, der, wenn er auch immer höher hinaufführt, kein Schwindelgefühl aufkommen läßt.

Man lernt auch steinige Strecken gehen, ohne sich wundzulaufen, ohne zu bald rasten zu müssen.

Der Blick wird weitschauend, klar und zielbewußt, Unwetter schrecken nicht mehr. „Wolken, die vor uns schwarz sind, sind über uns kaum grau,“ lernt man mit Jean Paul empfinden.

In Zeiten der Erschöpfung können die Aufgaben zu Lasten anwachsen, unter denen die Oberin zusammenzubrechen meint, im Gefühl der eigenen Unzulänglichkeit den Riesenanforderungen gegenüber.

Wo hat sie sich in Kampf und Entmutigung Kraft und Mut zu holen, wer bewahrt sie bei Freude und Erfolg vor Übermut und Selbstüberschätzung? Wo liegt die sichere Quelle ihrer Kraft?

In der selbstlosen Liebe, die beschlossen ist in Gott, der Urquelle aller Kraft.

Fühlt sie sich von ihm in ihre Arbeit gestellt, von ihm mit ihren Gaben ausgerüstet, für deren Anwendung sie ihm verantwortlich ist, von ihm in allen ihren Sorgen getragen, vor wem sollte sie sich fürchten, wer könnte ihr schaden? An seiner Hand geht sie sicher auch dunkle Wege. Dornenhecken streifen sie, aber halten sie nicht auf. Erreicht sie ein gewünschtes Ziel nicht, muß es ihr ein Zeichen sein, daß sie auf falscher Fährte war und sich vom richtigen Wege hatte abtreiben lassen; so wird auch Mißerfolg Antrieb zu neuem Streben.

Mit Gott schreitet sie immer nur eine Richtung: „aufwärts", ob es über schimmernde Gipfel oder durch dunkle Niederungen geht.

In leuchtenden Lettern soll es allezeit auch in dunkelsten Stunden vor ihr stehen: „Ob ich schon wanderte im finstern Tal, fürchte ich kein Unglück, dein Stecken und Stab trösten mich."

Dieser Stab muß unerschütterliches Gottvertrauen für die Oberin sein und für diejenigen, denen sie Führerin im Berufsleben sein will, das an manchem Abgrund entlang führt. Dieser Stecken allein hält sicher, wankt nicht und bricht nicht. An ihm stehen wir immer aufrecht.

Nicht Lippenwerk sollen Glauben und Gottvertrauen sein, nicht auf der Zunge, sondern tief und fest im Herzen gegründet sollen wir sie tragen, als ein sichres Bollwerk gegen jede Sturmflut.

Der helle Schein dieses Glaubens soll unser Leben und Handeln durchleuchten, daß er eine Licht- und Wärmequelle werde allen denen, die wir auf ihrem Berufsgang zu leiten haben.

Das ist der Ausgangspunkt für den Berufsweg der Oberin:

> „Ist Gott für mich,
> wer mag wider mich sein."
>
> Römer 8, 31.

In allem soll die Oberin mit ihrer Zeit fortschreiten, nur nicht in dem leeren Wahn, daß man aus eigner Kraft Berge versetzen könnte.

Niemand braucht mehr das aufrechthaltende, stählende Bewußtsein, in einer höheren Kraft zu ruhen, als die Oberin, bei den oft so großen Anforderungen, die ihr Beruf an sie stellt, den schweren Pflichten, die an sie herantreten, und der hohen Verantwortung, die auf ihr lastet.

Auf Gott gestützt, das höchste Berufsideal als Leitstern ungetrübt vor Augen, muß die Oberin von warmer Berufsbegeisterung getragen sein, die nicht das Verflackern des Strohfeuers zeigt, sondern die stetige Glut des Herdfeuers, das weithin wärmt, zu sich heranzieht und um sich vereint. Selbstlose Liebe aus warmem Herzen muß sie als Wegzehrung austeilen können an alle, die des gleichen Weges ziehen. Gerechtigkeit sei ihr Schild gegen Angriffe und Gefahren im Berufsleben. So ist die Oberin wohl ausgerüstet für ihren dornvollen Berufspfad.

Nie darf sie sich in der Sicherheit der Erfahrung und des Könnens wiegen, sondern muß an der Arbeit an sich selbst bleiben. Das Licht, das von ihrer hochragenden Warte ausgeht, muß bei klarem Himmel wie bei Sturm und Unwetter dem Lebensschiff der Schwesternschar stetig ein treuer Warner vor den Berufsklippen bleiben, damit die gemeinsame Arbeit nicht an ihrem Unvermögen, das Licht zu hüten, zerschellt.

Sie bleibe sich selbst getreu, entwickle das Saatkorn, das Gott in jede Menschenseele gepflanzt hat, in sich zu einem starken Baum, unter dessen von reichen Früchten beladenen Zweigen alle wohl geborgen sind, die Gott ihr ans Herz gelegt hat. Sie bereite den Boden, auf dem auch Senker zu Bäumen werden, die sich über den mütterlichen Stamm hinaus entwickeln und goldene Früchte tragen.

> „Vor jedem steht ein Bild, des, das er werden soll,
> So lang er das nicht ist, ist nicht sein Friede voll."
>
> (Rückert.)

Das Streben der Oberin nach Erreichung des Berufsideals muß stets auf der Höhe, stets lebendig bleiben. Nichts darf sie irre machen, nichts soll sie müde machen in ihrem Glauben an die Größe und Hoheit des Berufes, dem sie ihr Leben weiht, der ihrem Leben seinen reichen, beglückenden Inhalt gibt.

Ideale sollen nicht nur ein seltener Schmuck für Kenner in unserem Leben sein, wir müssen unser Dasein auf ihnen aufbauen. Sie sind es, die unser Streben frisch erhalten, uns vorwärts und aufwärts führen.

Die Ideale müssen hochgesteckt sein, damit sie uns stets ein Ziel bleiben. Wären sie erreichbar, hörten sie auf, Ideale zu sein. Sie würden zur Wirklichkeit und brächten unser Streben zum Stillstand, wenn sie nicht den Ausgangspunkt zum Streben nach noch höheren Zielen abgeben würden.

„Wer an Eifer und treuem Streben nur etwas nachläßt, muß rückwärts gehen."

Unsere Ideale sollen den Pfad der rauhen Wirklichkeit erhellen durch ihr verklärendes Licht. Sie sollen dem Wanderer auf unbekannten Pfaden ein Wegweiser werden, ihn begleiten durch dunkle Täler, unverrückt wie der Abendstern, der auch hinter Wolken am Himmel steht, wenn es dunkel werden will.

Glauben muß die Oberin wie an die hehre Kraft über sich, an das heilige Feuer in sich, an ihre eignen, ihr von Gott verliehenen und anvertrauten Gaben, an ihr Können als Ausrüstung zur Erfüllung ihrer Bestimmung. Nur wer an sich selbst glaubt und im Vertrauen auf die in ihn gelegte Kraft stark ist, wird andere zum Glauben an sich zwingen.

Die Frische und Begeisterung, die von der Oberin ausstrahlt, wird ihrer Sache Anhänger und Nachfolger gewinnen und deutlicher als alle Worte künden, was ihr Beruf ihr ist, was sie in ihm gefunden hat: Das reine, dauernde Glück der Arbeit für andere und in ihr die vollste Lebenserfüllung.

> „Ein wachsender Bau, eine reifende Saat,
> Ein großes Werk, das dem Ende naht —
> Wer schafft und strebt, der ist sich bewußt,
> Was das in sich birgt, an Wonne und Lust.“
>
> (Frieda Schanz.)

Wer an der Spitze marschiert, muß seine Fahne hochhalten können, daß sie auch dem Letzten im Zuge sichtbar bleibt und die Richtung angibt, damit keiner vom Wege abkomme. Das Banner der Oberin ist die Autorität. Sie bildet die Voraussetzung für jedes Führeramt.

Die nötige Autorität wird sich die Oberin nur durch Überlegenheit im Können, Wissen und Wollen sichern.

Kraftvoller, zielbewußter Wille wird sich überall Geltung verschaffen.

Möglichst einheitliche Entwicklung ihrer geistigen und seelischen Anlagen und Fähigkeiten wird der Oberin die gesunde, richtige Urteilskraft sichern, deren sie in hohem Maße bedarf.

Bei voll entwickelter Urteilskraft bleibt das innere Gleichgewicht gewahrt, das überlegen macht. Dieses innere Ausgeglichensein ist eine Quelle der Kraft, deren die Oberin bedarf. Mißliche Umstände dürfen sie dieser Kraft nicht berauben.

Bei Schwierigkeiten darf sie nicht kopflos und mutlos werden, bei Erfolgen sich nicht durch Überhebung den Blick trüben lassen und im Streben nachlassen. Für verantwortungsvolle Posten bedarf es jederzeit der Überlegung im Denken, der Ruhe im Handeln. Auch wenn es heiß hergeht, muß das Urteil ungetrübt bleiben. Nie darf die Kraft so ausgegeben sein, daß sie im gegebenen Augenblick versagt. Nur dann hat man sich ganz in der Gewalt. Nur wer seiner selbst Herr ist, wird anderer Herr werden und ist zu ihrer Führung berufen.

Organisatorischer Begabung wird die Oberin besonders bedürfen. Ihre Tätigkeit liegt im Anordnen, Anstellen, weniger im Ausführen. Sie muß alles sehen, alles hören, allem Verständnis entgegenbringen. Sie muß frei von Kleinlichkeit bleiben und großzügig arbeiten. Anderseits darf sie nicht Großzügigkeit mit Wirtschaft aus dem Vollen verwechseln und hat die nötige Sparsamkeit walten zu lassen.

Mit Geschmack und praktischem Sinn wird sie auch ohne große Ausgaben hübsche Resultate erzielen können.

Mit allem, was die Oberin an Anlagen mitbringt, auch den über die beruflichen Anforderungen hinausgehenden, kann sie nützen.

Nichts, was sie an Bildungswerten aus ihrem einstigen Lebenskreise als Einsatz für ihre Stellung mitbringt, braucht brachzuliegen, es wird reiche Zinsen tragen. Je höher der Einsatz, um so größer der Gewinn für alle, die an der Arbeit teilhaben. Je vielseitiger sie ist, um so mehr wird sie auch auf allen Gebieten die Gebende, Führende sein können und ihren Platz mit Recht an der Spitze haben.

Hat sie viel zu geben an geistigen, an künstlerischen Gaben, wird sie in der glücklichen Lage sein, nicht nur die Vermittlerin des Unangenehmsten für ihre Schwesternschar zu sein, der Ermahnungen, Verweise, Verbote — sondern auch eine Vermittlerin der Anregung, der Freude, des Schönen.

Pädagogische Befähigung ist unerläßlich für ihr Amt.

Das Unterrichten muß ihr liegen, sie hat die nötigen Kenntnisse mitzubringen. Ihre Beteiligung am Unterricht ist wünschenswert und segensreich; denn er bildet ein festes Band zwischen ihr und den Jüngsten ihrer

Schar, die auch für die ersten unsicheren Schritte im Beruf der Mutter am meisten bedürfen und dann am festesten zu ihr Vertrauen fassen, zu ihr aufschauen lernen, wenn sie sich auch geistig von ihr abhängig fühlen.

Wichtiger als manche mechanische Arbeitsbetätigung der Oberin ist alles, was sie in lebendige Fühlung zu ihren Schwestern bringt, immer engere Beziehungen zu ihnen schafft, dadurch wird der persönliche Einfluß der Oberin gesichert. Nur in Ausnahmefällen sollte sie Arbeiten ausführen, die andre tun können und sollen.

Unentbehrlich sollte sie den Schwestern sein, nicht nur in den ernsten, sondern auch in den frohen Stunden ihres Lebens, in ihren Erholungsstunden. Wenn sie imstande ist, ihnen direkte Vermittlerin guter Musik zu sein, wird sie ihnen Freudenquellen erschließen. Sie kann ein engeres Band unter ihnen schaffen durch das Pflegen gemeinsamen, mehrstimmigen Gesanges, der sie erfrischt, über lastende Eindrücke des Tages hinwegbringt, alle Saiten in ihnen höher spannt und, wenn sie voll erklingen, auch Mißklänge unter ihnen in Harmonie auflöst.

Ist die Oberin belesen, wird sie Anregung zu guter Lektüre geben können, durch gelegentliche Gespräche über gute Tagesliteratur und Ereignisse die Allgemeinbildung heben, den Interessenkreis erweitern, den Geschmack bilden.

Hat die Oberin künstlerischen Sinn, Empfindung

für harmonische Farbenstimmung und ihre Wirkung
auf das Gemüt, hat sie auch darin freie Hand in ihrem
Wirkungskreise, wird sie den Schwestern ohne ver-
weichlichenden Luxus und unangebrachte Eleganz ein
wohltuendes trautes Heim schaffen können, das die
Schwester doppelt braucht, weil sie daheim Ruhe, Kraft
und Erholung für ihre Arbeit finden und sammeln muß.

Die Vermittlerin des Ausgleichs zwischen Anforde-
rung und Betreuung in der Arbeitsstätte der Schwestern
muß die verständnisvolle, warmherzige Oberin sein
durch den Geist, den sie in sich und damit dort groß-
zieht, wo sie das Zepter mit fester und doch weicher
Hand zu führen hat. —

Die Oberin soll in ihrer Stellung unter den Schwestern
stets die geistig Gebende, Anregende sein. Sie wird
daher nicht außer acht lassen dürfen, sich nach Möglichkeit geistige Anregung zu schaffen, die über den
Berufskreis hinausgeht.

Sie darf nicht nur in den Berufsinteressen aufgehen,
wozu die Gefahr naheliegt, da besonders bei großem
Betrieb der Tag von Berufspflichten mannigfachster
Art voll ausgefüllt ist, für Betätigung anderer Interessen aber kaum Zeit und Kraft bleibt.

Dennoch muß ihr Streben stets darauf gerichtet
bleiben, nicht einseitig zu werden. Sie muß auf allen
einschlägigen Gebieten suchen, mit der Zeit fortzu-
schreiten.

Soviel es mit ihren Pflichten zu vereinen ist, soll
sie Verkehr in ihrer eigenen Bildungssphäre pflegen, um

sich für die Berufspflichten die nötige Spannkraft zu erhalten.

Sie muß stets in lebendiger Fühlung mit der Welt bleiben, die außerhalb ihrer Berufswelt liegt, schon um für ihre Arbeit zu interessieren, ihr Gönner und Freunde zu gewinnen und zuzuführen.

Musik, Kunst und Literatur sollte sie möglichst auf sich wirken lassen, sich an der Schönheit laben, wo sie ihr entgegentritt, um sich so Widerstandskräfte zu schaffen gegen den schweren Ernst, in den ihr Beruf sie stellt. Dann wird sie frisch, froh und stark bleiben und nicht in die Gefahr kommen, abzustumpfen inmitten einer Welt von Enttäuschungen, an denen gerade ihre Arbeit reich ist, einer Welt von Schmerz, Not und Tod.

Ein einheitlicher Zug wird durch die ganze Arbeit gehen müssen, der sie vorsteht, und durch ihn gibt ihre kraftvolle Persönlichkeit dem Ganzen das Gepräge wie aus einem Guß. —

Sie lasse sich nie durch persönliche Sympathie oder Antipathie in ihren Entscheidungen beeinflussen und hüte sich vor ungerechter Bevorzugung.

Sie sei allen gegenüber die Gleiche! Darum muß sie es in ihrer Stellung unter den Schwestern auf sich nehmen, inmitten vieler immer allein zu stehen, um unabhängig zu bleiben, sich nirgends die Hände zu binden. Sie sei bei aller Strenge gerecht, am allerstrengsten gegen sich selbst.

Vertrauen soll das feste Band sein, das die Oberin

mit ihren Schwestern eng vereint. Dieses Vertrauen soll sie sich verdienen und heilig halten. Es ist das kostbarste Kleinod in ihrer Amtskette, der Schlüssel zum Herzen der ihr anvertrauten Schwesternschar.

Das Vertrauen ihrer jungen werdenden Schar und den richtigen Einfluß auf sie wird sich die Oberin sichern, die ihnen unermüdlich vorwärts hilft, sich mit ihnen an ihren Erfolgen freut, ihre Arbeitsfreudigkeit damit wach erhält und ihnen das Streben nach Erreichung des Berufsideals durch ihr Vorbild zur Ehrensache macht.

Den älteren Schwestern wird sie mütterliche Freundin zu sein haben und treue Beraterin in beruflichen Schwierigkeiten und, wo die anzustrebende persönliche Vertrauensstellung es ergibt, auch in persönlichen Angelegenheiten.

Volle körperliche Leistungsfähigkeit wird die Grundlage für den vielseitigen aufreibenden Pflichtenkreis der Oberin bilden müssen, der einen klaren Kopf, ein warmes Herz und einen festen Willen erfordert.

Um ihr vollen Erfolg zu sichern, ist aber mehr erforderlich.

Es muß ein Etwas dazu kommen, das sie sich selbst nicht zu geben vermag trotz sorgfältigster Arbeit an sich selbst. Ein Gnadengeschenk muß hinzukommen, das nur ein gütiger Gott ihr in die Wiege legen kann: Die Macht, der Zauber der Persönlichkeit. Die Sonne, die unbewußt aus dem Innern hervorbricht, alles in Licht und Wärme taucht, alle anzieht, in der Umgebung zum Leben, zur Entfaltung zu bringen vermag, was die Einzelne nicht in sich geahnt, wozu sie sich nicht für fähig gehalten hat.

Dieser starke Einfluß beruht mit auf dem feinen, aus Menschenliebe und Menschenkenntnis hervorgehenden Verständnis für die Eigenart des Nächsten.

Darin liegt das Geheimnis der Leitung, die jedem das Seine gibt und im geeigneten Augenblick das Beste aus ihm herausholt. Auch in der irrenden Seele wird sie das Gute finden und zu erwecken verstehen.

Die persönliche Anziehungskraft, der Einfluß einer ursprünglichen, starken Persönlichkeit ist der Oberin wirksamste Ausrüstung für ihr schweres Amt.

Als Mutter wird sie ihre Kinder damit an sich ketten, sie als Erzieherin beeinflussen und bezwingen. Als Lehrerin wird sie sie anfeuern und mit fortreißen. Als Vertreterin ihrer Arbeit wird sie sich damit ihren Einfluß in weiteren Kreisen sichern.

Hat Gott ihr diesen Schatz mit auf den Lebensweg gegeben, soll sie ihn hegen und pflegen, ihn durch rechte Verwertung immer reicher ausgestalten als ihr kostbarstes Gut.

Der Oberin, wie sie sein soll, sei mit Emerson gesagt:

> „Wer sich selbst und anderen helfen soll, darf nicht unregelmäßigen und unterbrochenen Antrieben der Tugend unterworfen, sondern muß eine selbstbeherrschte, beharrende, unerschütterliche Persönlichkeit sein."

Der Werdegang der Oberin.

> „Die beiden Säulen, auf denen alles Werden der Menschen ruht, sind Gehorsam und Freiheit. Freisein heißt in Unabhängigkeit von außen handeln. Der einzige Weg zur Freiheit ist die Gewöhnung an Gehorsam." Lhotzky.

Auf diesen beiden Säulen soll auch das berufliche Werden der Oberin ruhen. Darum muß sie von der Pike auf dienen. Was sie von ihren Schwestern fordern muß, willige Unterordnung, soll sie selbst gelernt und geübt haben. Selbst wenn sie aus Elternhaus und Schule beste Vorkenntnisse auf dem Gebiete des Gehorsams mitbringt, stellt der berufliche Gehorsam des Erwachsenen größere Anforderungen an Selbstüberwindung, weil er ein Aufgeben des Eigenwillens in der Zeit eigner Reife verlangt. In der freiwilligen Unterordnung soll die innere Selbständigkeit erstarken.

Ist sie voll ausgebildet, bedarf sie der Gebote nicht mehr, weil sie festen inneren Richtlinien folgt. An diesen entwickelt sich die Persönlichkeit, die andere zu führen geeignet ist. Je höher ein Geist steht, um so größer wird ihm das Bedürfnis sein, auch in der Leitung

lediglich anderen zu dienen. Um als Oberin allen dienen
zu können, sie zu erfassen, zu verstehen, ihnen nachzu-
empfinden, muß man ihnen überlegen sein. Dazu gehört ein weiter Gesichtskreis, der nur durch gründlichste
Bildung und tiefgehendste Lebenserfahrung und Reife
erreicht wird.

Es gehört ferner dazu völlige Kenntnis und Bewer-
tung der Arbeit durch Berufserfahrung und eingehendste
Sachkenntnis.

Man wird weder als Schwester noch als Oberin geboren. Es gehören aber noch mehr Vorbedingungen
zur guten Oberin als zur guten Schwester.

Erst die vollentwickelte Schwester wird erkennen
lassen, ob sie zur Oberin geboren ist oder nicht. Es
gehören bestimmte Fähigkeiten und Anlagen zu diesem
Amt, die im Menschen begründet liegen müssen, wenn
sie auch oft erst während der Krankenpflegetätigkeit
in den Vordergrund und deutlich zutage treten. Um-
sicht, Einsicht, Organisations- und Dispositionsfähig-
keit, Energie, geistiges Übergewicht, reiches Gemüt,
Lebenserfahrung, innere Reife und ein gesunder Körper.

Das Fundament muß vorhanden sein, sonst bricht
das Gebäude zusammen, wenn es in Benutzung kommt.

Ebensowenig wie die Schwester darf die Oberin
durch Zufälligkeiten beeinflußt, durch äußere Umstände
gedrängt ihr Amt ergreifen. Als ein inneres heiliges
„Ich muß" soll sie diese Lebensaufgabe empfinden.
Dann wird sie nie unter der Unruhe eigenen Wollens,
unter der Angst der Sorge in ihrem Amt stehen, sondern

sicher gebettet sein in dem „Du sollst“ eines höheren Willens, dem das „Ich muß und will“ der eigenen Entscheidung freudig antwortet.

Sie wird ihre Lebenswage so einzustellen haben, daß die Schale, die Gottes Willen birgt, schwerer in ihrem Leben wiegt, als diejenige, die ihre eigenen Wünsche trägt.

Glüht das heilige „Ich muß“ in ihrem Herzen und treibt sie vorwärts, wird sie unbesiegbar sein. Behält sie das Große ihrer Aufgabe nur unentwegt im Auge, sinkt Persönliches, Kleinliches von selbst in den Hintergrund.

„Wem der Blick aufs Ganze ist gerichtet,
Dem ist der Streit in seiner Brust geschlichtet.“

Es genügen nicht allein ein guter Name, wie oft irrtümlich angenommen wird, und nur feine Bildung zu diesem Amt, wenn letztere auch eine Voraussetzung für dasselbe bildet.

Es gehört vor allem der ganze in sich geschlossene Mensch dazu. Ein Mensch, der das Leben kennt, der die Menschen kennt. Genügend Menschenliebe gehört ferner dazu, um unermüdlich immer wieder an den jungen Menschen zu arbeiten, Enttäuschungen verwinden zu lernen, nicht müde zu werden bei viel vergeblicher Arbeit, in Milde auch Schwächen verstehen, tragen, vergeben zu können.

Milde aber erwächst erst aus der Lebenserfahrung heraus. Goethe sagt: „Man darf nur alt werden, um milder zu sein. Ich sehe keinen Fehler begehen, den ich nicht auch begangen hätte.“

Die Oberin sei darum nicht zu jung, wenn sie ihr Amt antritt.

Bei aller Gemütstiefe und hohem Idealismus, muß sie volle Sachlichkeit und ausgesprochenes Rechtsgefühl besitzen.

Diejenige, die im Verkennen der Riesenaufgabe sich zu früh daran wagt, arbeitet auf Kosten derer, die ihr anvertraut werden, und der Arbeit, die sie leitet. Sie haben das Lehrgeld zu zahlen. Das ist falsch und ein Mangel an Gewissenhaftigkeit.

Die Gebende hat die Oberin zu sein, zu geben muß sie haben und im Geben wird sie von ihren Schützlingen nehmen. An ihnen und in ihrem Arbeitsgebiet wird sie trotzdem noch ihre Erfahrungen machen, wie man es nicht machen darf.

Für jeden Beruf ist eine Fachbildung, ein Ausbildungsgang vorgesehen. Je höher der Beruf steht, um so längere Vorbereitungszeit wird angenommen. Sie ist für die Oberinnentätigkeit durchweg noch zu kurz bemessen. Dadurch schaden viele sich und ihrem Beruf. Sie übernehmen Aufgaben oft nur um der sozialen oder besseren pekuniären Stellung der Oberin wegen, ohne in sich die Gewähr zur Lösung dieser Aufgabe zu bieten. Das muß anders werden. Je höher die Anforderungen an den Schwesternberuf werden, um so größere Aufgaben erwachsen der, die sich an die Spitze dieser Schwestern zu stellen, ihnen Führerin, Vorbild zu sein hat.

Sie muß ihr Arbeitsfeld voll übersehen bis in die

kleinsten Einzelheiten. Darum ist es unzulässig und ein Verkennen und Herabsetzen der Aufgabe, wenn sie Privatpersonen anvertraut wird, die durch einen drei- bis sechsmonatlichen Einblick in ein größeres oder kleineres Krankenhaus den Befähigungsnachweis für die Oberinnentätigkeit zu erbringen glauben. Das Verständnis für das Schwesternleben ist Grundbedingung, wenn man Schwestern leiten will und das gewinnt man nicht aus der Vogelperspektive.

Die zukünftige Oberin fange als Lehrschwester an, damit sie die Schwierigkeiten der Lehrschwestern kennt, die Anstrengung von vereinter praktischer und theoretischer Arbeit einschätzen kann. Sie lerne Hausarbeit, um zu wissen, wieviel Kraft sie beansprucht, wie sie im Übermaß wertvolle Kraft verbraucht und verschwendet, die Hände für feinste Pflegetätigkeit ungeeignet macht, wie sie in geringerem Maße ausgleichend auf die andauernden Nervenreize in der Pflegearbeit wirkt. Nur dann wird sie auch die Arbeit selbst beurteilen können, sowohl der Güte nach, als der Zeitdauer, die sie beansprucht. Sie arbeite lange genug als Lehrschwester, lerne alle Zweige der Pflegetätigkeit beherrschen. Sie arbeite auf wirtschaftlichem Gebiet, gewinne Urteil und praktische Erfahrung in Küche und Wäscherei, Nähstube, in der Hausverwaltung, dem Rechnungswesen, der Buchführung, der Korrespondenz, der Gesetzeskunde. Wirtschaftslehre wird sie sich zu eigen machen müssen, um einen Haushaltungsetat aufstellen, mit den gegebenen Einnahmen in Übereinstimmung bringen zu können. Im Operationssaal, in der Apotheke oder im Röntgenkabinett und Laboratorium kann sie sich, wo Befähigung und Interesse vorhanden sind, noch ausbilden. Wenn sie nicht zu früh ans Ruder kommen will, bleibt ihr Zeit dazu. In kleinen Häusern übernimmt die Oberin resp. Oberschwester nicht selten einen derartigen praktischen Zweig der Arbeit.

Sie arbeite nicht nur in dem Haus, aus dem sie hervorgegangen ist, wenn sie leitende Arbeit als Ziel im Auge hat, sondern an verschiedenen bestorganisierten Anstalten. Sie beschäftige sich nach Möglichkeit theoretisch, auch nach abgelegter staatlicher Schwesterprüfung, um die nötigen Kenntnisse für den Unterricht zu sammeln. Sie lese Werke über Ethik und Pädagogik, Psychologie, sie höre darüber, wo ihr die Gelegenheit sich bietet. Sie lasse die Beherrschung fremder Sprachen nicht außer acht, schon um sich der lebendigen Fühlung zur einschlägigen fremden Literatur nicht zu berauben. Hat sie genügende Sprachkenntnisse und eine abgeschlossene ausreichende 3—4 jährige Ausbildung in der Krankenpflege, um genügende Urteilsfähigkeit zu besitzen, dann sehe sie sich womöglich außer Landes um, wie ihre Berufsgenossinnen es machen, worin sie voraus, worin sie rückständig sind. Aus beidem wird sie lernen. Sie wolle nicht nur reisen und zusehen, das genügt nicht. Sie muß mitarbeiten, wenn möglich wieder von unten an, wenn auch überall nur kurze Zeit; die körperliche Wirkung des verschiedenen Ausbildungssystems in der

Arbeit sollte sie an sich erproben, um sicher zu wissen, wo der Schuh drückt.

So wird ihr Blick immer weiter werden. Sie wird beurteilen lernen, wo es fehlt, wie verschieden man es machen kann und muß.

Sie wird gut daran tun, in anderen Ländern die verschiedene Art des theoretischen Unterrichts, der Einrichtung von Lehr- und Vorbereitungsstunden zu prüfen, ebenso das System der Ermöglichung von Freistunden. Besonders beachtenswert ist die Durchführung des so ausruhenden ganz freien Tages einmal monatlich im laufenden Betrieb, der mit dem vierwöchentlichen Jahresurlaub einen sechswöchentlichen Urlaub im Jahr darstellt und die Leistungsfähigkeit der Schwestern erhöht. Sie wird den verschiedenen Systemen der Nachtwachen, die den schwierigsten Teil der Krankenpflegetätigkeit bilden, besondere Beachtung widmen müssen. Bei abwechselnden ständigen Wachen wird sie sich die notwendige Regelung der Lebensweise zu merken haben, die die Schwester vor körperlicher Schädigung bewahrt: Bis 9 Uhr hat die Wache mitzuarbeiten, um ½10 Uhr erhält sie eine kräftige Mittagsmahlzeit, hat bis 12 Uhr freie Zeit und beliebigen Ausgang. Um 12¼ ist Kontrolle in den Schlafzimmern der Schwestern vorzunehmen, ob alle zur Ruhe sind. Um 7 Uhr werden sie geweckt, haben ½8 Uhr ein warmes Abendessen, treten um 8 Uhr den Nachtdienst an. Sie sollten für 1 Uhr nachts eine kleine Mahlzeit, Aufschnitt oder Eier mit Butterbrot erhalten und sorgfältig bereiteten Kaffee-Extrakt, damit sie um ½6 Uhr ihr erstes Frühstück leicht bereiten können. Eine Nacht wöchentlich könnte Ablösung durch die Lehrschwester, die im Lehrjahr nicht mehr Nachtdienst haben sollte, erfolgen, darauf der freie Nachmittag für die Nachtwache. So werden vier wöchentliche ständige Wachen nicht zu schwer werden. Wöchentliches Wiegen kontrolliert das Körpergewicht. Danach läßt sich beurteilen, wie die Schwester den Nachtdienst verträgt. Die aufreibende Wirkung gemischten Tag- und Nachtdienstes wird sich bei diesen Studien immer wieder aufdrängen und lehren, gegen sie anzukämpfen, wenn die angehende Oberin die verschiedene Regelung der Nachtwachen, ständige Wache, halbe Nachtwache, gemischter Nacht- und Tagesdienst an sich selbst erprobt und ihre Wirkung kennen gelernt hat. Für die verschiedene Form der Erholung, die man den Schwestern bieten kann, für die Art der nötigen geistigen Anregung wird man neue Gesichtspunkte gewinnen, wenn man den Betrieb vieler Krankenhäuser, nicht nur den Dienst in der eigenen Lehrstätte kennt.

Dazu wird bei beruflicher Umschau im In- und Ausland reiche Gelegenheit geboten. Man sammelt Erfahrungen, kann Vergleiche bilden, Schlüsse ziehen und kehrt bereichert für zukünftige Arbeitsmöglichkeiten heim.

Nordamerika, Dänemark, England bieten im Ausland ein reiches Feld der Anregung, Belehrung und Förderung für eine im Werden begriffene Oberin.

Hat man eine so weitreichende praktische und theoretische allgemeine Grundlage erworben, wird es den heutigen Anforderungen an Fachausbildung entsprechen, eine abschließende Spezialausbildung für die Oberinnentätigkeit folgen zu lassen, in der alle einschlägigen Gebiete zur Behandlung gelangen. Es gibt bereits seit dem Jahre 1902 eine Oberinnenschule vom Roten Kreuz, früher im Roten Kreuz in München, jetzt beim Anscharhaus in Kiel, mit Kursen von halbjähriger Dauer unter Voraussetzung höherer Schul- und Allgemeinbildung und mindestens zweijähriger, praktischer Vorbildung, nach einem bestimmten Lehrplan mit abschließender Prüfung vor einer Prüfungskommission. Der Prüfung sollte die Oberinnenanstellung nicht sofort folgen. Es ist im Gegenteil wünschenswert und anzustreben, daß diejenigen, die die Prüfung bestanden haben, mindestens ein halbes Jahr lang unter einer erfahrenen Oberin zu deren Unterstützung zu den Oberinnenpflichten herangezogen werden, ohne die volle Verantwortung zu tragen.

Auch gerade für die Einführung und Übung im Unterrichten wird diese praktische Spezialvorbereitung von größtem Nutzen sein.

Die gleiche Ausbildung wird für Oberschwestern anzustreben sein, die kleineren Betrieben oder größeren als funktionierende Oberin vorzustehen und meist praktisch mitzuarbeiten haben, die sich für den umfassenden Wirkungskreis der Oberin nicht eignen oder deren Lebensalter sie als Vorgesetzte mancher unter-

stellten älteren, reiferen und erfahreneren Schwester
noch nicht geeignet erscheinen läßt.

Die Frauenhochschule in Leipzig hat 1912 Fortbildungskurse für Krankenpflegeschwestern eingerichtet, die solchen Schwestern, die leitende Stellungen anstreben, eine Ausbildung nach einem bestimmten
Studienplan mit abschließender Prüfung innerhalb
4 Semestern ermöglichen. Sie will den Schwestern auch
für soziale Arbeit die nötigen Grundlagen schaffen.
Die praktische Vorbildung soll 5 Jahre dauern. Kürzere
Beteiligung an den Kursen ohne Examen ist zu-
lässig. Das den Schwestern mit dieser Einrichtung
Gebotene ist von den Interessenten dankbar zu begrüßen.

So wichtig eine Spezialausbildung für die Oberin ist,
wird man vermeiden müssen, der Theorie einen zu
breiten Rahmen einzuräumen und im Examen das Heil
zu suchen.

Die Oberin als Mensch, nicht als Theoretiker, wird
immer das Wichtigste bleiben und in ihrer Arbeit stets
die persönliche Note, das Wertvolle bilden. Die Theorie
allein ist in dem Krankenpflegeberuf für Schwester
und Oberin der Rahmen ohne Bild.

Eine tadellose häusliche Erziehung wird die Oberin
als wertvollste Grundlage mitzubringen haben. Die
guten Formen müssen ihr nichts Gesuchtes, Gewolltes,
nur etwas Natürliches, inneres Bedürfnis sein. Beherrschung der äußeren Form und die zum Ausdruck
kommende innere Gesinnung müssen zu einem har-

monischen Ganzen verschmelzen, das als Anschauungs-
unterricht wirkt für die ganze Umgebung.

Wichtig wird es sein, um nicht bei der Arbeit zu
versagen, daß diejenige, die nicht schon an leitender
Stelle als Hilfskraft mitgearbeitet hat, nicht zu große
Aufgaben übernimmt, sondern mit kleineren langsam
groß wird und sie übersehen lernt. Diejenige, die große
Aufgaben übernimmt, wird, sobald sie über die ganze
Arbeit orientiert ist, weniger Wichtiges Hilfskräften
zu überlassen haben. Ihr Können, ihren Scharfblick
wird sie darin besonders erweisen, daß sie für jeden
Posten die geeignete Kraft findet, die richtige Person
an den rechten Platz zu stellen versteht. Sie wird den
Schwestern, die direkt unter ihr und mit ihr zu arbeiten
haben, die nötige Selbständigkeit auf ihren Posten
lassen müssen, um ihnen Entwicklung ihres Könnens
und Befriedigung in der Arbeit zu sichern.

Anderseits wird sie darauf zu halten haben, daß
überall in ihrem Geist und Sinn gearbeitet wird, wo sie
die Verantwortung trifft. Dazu gehört enge Fühlung
zu ihren Hilfskräften, nur dann wird die Arbeit einheitlich sein.

Je länger die Oberin ihrem eigenen Pflichtenkreis
allein vorstehen kann, um so leichter wird das zu erreichen sein.

Sie darf es bei zunehmender Arbeitslast aber nicht
zu lange zu erzwingen versuchen, weil sie sich dadurch
zu schnell verbraucht, auch bei größter Leistungsfähigkeit.

Gerade die vielseitige Tätigkeit der Oberin, die Möglichkeit, sich durch den Arbeitswechsel von geistiger und praktischer Tätigkeit zu entspannen, ist der Schlüssel zu ihrer oft enormen Leistungsfähigkeit, wenn die Tagesarbeit mit der Summe aller Pflichten überblickt wird.

In ihren Händen laufen die Fäden des ganzen verzweigten Arbeitsgebietes zusammen, zu ihren Ohren kommen alle Uneinigkeiten, Reibereien, Schwierigkeiten, sie zu entwirren ist ihr Teil. Überall muß sie geschickt vermitteln, ausgleichen, dem Recht zum Sieg verhelfen, den eigenen Sieg möglichst wenig in die Erscheinung treten lassen, diplomatisch Schwierigkeiten umgehen.

Wie der Tropfen den Stein höhlt, reibt das die Nerven langsam aber sicher auf, wenn nicht beizeiten vorgesorgt wird. Die Oberin hat volle und häufige Ausspannung nötig, möglichst zweimal im Jahr, wenn sie sich nicht zu rasch verausgaben soll.

Das ist eine Pflicht, die sie gegen sich selbst hat und die übernommene Arbeit, deren Qualität nicht zum wenigsten von ihrer körperlichen Frische und geistigen Elastizität abhängt.

Wer braucht Nervenkraft mehr als die Oberin, um sich durch ihre Arbeitslast, ihre Sorgenlast, die hunderterlei Schwierigkeiten und die aufreibenden Kleinigkeiten hindurchzufinden und ihre Arbeit, trotz alledem nicht als eine Last, sondern immer noch als Wonne zu empfinden, wenn sie ihr Tagewerk überschaut.

Die Liebe zu ihrer selbstgewählten Arbeit muß eine ihrer Kraftquellen, das beste Stärkungsmittel sein.

Müde zum Umsinken, soll sie doch noch voll Glücksgefühl über die geliebte Arbeit sein können, zu neuem Schaffen freudig bereit, wenn sie die Augen aufschlägt, voll Dank gegen Gott, daß sie arbeiten darf, daß er sie an den Platz gestellt hat, in dem sie mit ihren Gaben bodenständig ist und darum Früchte bringt. Dann empfindet sie die Wahrheit:

> „Die Glückseligkeit des Menschen liegt nicht in seinen Empfindungen, sondern in seiner Tätigkeit.“ Hilty.

Die Oberin als Mutter.

„Alles, was du willst, daß deine Kinder
werden, das sei du ihnen." Lhotzky.

Als Gott das Weib zu seiner höchsten Bestimmung
schuf, gab er ihm eine ewige Lampe mit auf den Weg.
Sie brennt im Herzen des Weibes, sie speist sich selbst
und erlischt erst, wenn Gottes Hand das Frauenherz
zum Stehen bringt.

Es ist die Mütterlichkeit!

Wenn der Schöpfer der Frau als Krone ihres Weibes-
daseins ein Kind in den Schoß legt, spinnt er ein feines
Goldgespinst von ihrer Seele zu der Seele ihres Kindes.
Grelle Sonne bleicht es nicht, dunkle Wolken trüben
es nicht, Stürme vermögen es nicht zu verwirren oder
zu zerreißen, es bleibt untrennbar.

Es sind die Fühlfäden der Seele, das angeborene
Verständnis der Mutter für ihr Kind.

Die Frau, die nicht ein eigenes Kind, aber als ihres
Lebens Inhalt viele fremde Kinder ans Herz nehmen,
in starken Armen auf ihrem Berufswege bergen will,
muß die ihr angeborenen Kräfte umwerten können zu
der ihr von Gott zugeteilten Aufgabe.

Sie muß in ihrem Herzen eine Wärmequelle unterhalten können, die Hunderte zu speisen vermag.

Die Mütterlichkeit ist der Boden, auf dem die Beziehungen der Oberin zu ihren Schwestern ihre Wurzelkraft finden. Angeborene Mütterlichkeit eines rechten, warmen Frauenherzens ist es, die sie das Verständnis für alle lehrt, die sich ihr anvertrauen, durch die sie allen zur wahren Mutter werden, Mutterlosen die Mutter ersetzen kann. Die mütterlichen Pflichten der Oberin sind insofern schwieriger als die Pflichten der leiblichen Mutter, als es sich nicht wie bei dieser um einen Teil ihrer selbst handelt, also nicht um Verwandtes geht, zu dem die Natur selbst ihr die feinsten Fühlfäden leiht. Angehörige aller Menschen- und Bildungsklassen kommen bunt durcheinander gewürfelt in die Hände der Oberin. Verschieden sind die Charaktere, Veranlagungen, Bildung und Erziehung, Bedürfnisse und Ansprüche. Jede Schwester verbindet mit der Mutter einen besonderen Begriff, je nach den Eindrücken, die sie im Elternhaus empfangen hat. Für manche unter ihnen muß das Verständnis erst mühsam erworben werden. Einen Anspruch auf Verständnis besitzen sie alle, wenn sie sich vertrauensvoll in die Kinderschar der Oberin einreihen. Für alle muß ihr Herz weit geöffnet sein, die Hand bereit, jede ihrer Eigenart nach auf den Unebenheiten des neuen Lebens- und Berufsweges zu stützen. Den Glauben der Schwester an sich selbst muß die Oberin aufrecht zu erhalten verstehen, wenn sie den

Schwierigkeiten der Berufsanforderungen gegenüber erlahmen, an ihrer Kraft verzweifeln will.

Die eigene Überzeugung, daß Gottes Kraft in den Schwachen mächtig ist, muß die Oberin auf ihre Pflegebefohlenen übertragen können.

Ihre warme Berufsbegeisterung muß alle mit fortreißen können. Die Schwestern müssen sich unter ihrer Führung geborgen fühlen. Die mütterliche Einwirkung der Oberin bildet den beglückenden und vielleicht tiefsten Teil ihrer Arbeit, weil sie ihren natürlichen Anlagen entspricht und oft umfangreiche Pflichten von ihr fordert, die alle in ihr schlummernden Kräfte freimachen. Die Aufgabe ist keine undankbare, trotz aller Schwierigkeiten und alles Niederdrückenden, das sie mit sich bringt.

Findet die Pflichterfüllung der leiblichen Mutter den Dank, den sie nach dem Einsatz an Kraft, Selbstverleugnung und Liebe verdient? Ist nicht alles, was die Mutter gibt, selbstverständlich, natürlich und wird nicht oft der Wert ihrer verausgabten Schätze erst voll gewürdigt, wenn das Kind selbst zur Mutter wird und im Erleben Muttertreue und Aufopferung verstehen lernt? Hat nicht jede Mutter Sorgenkinder, die sie nicht lassen kann, denen sie immer wieder nachgeht, die ihr doppelt am Herzen liegen, weil sie mit ihnen um ihr Bestes ringt? Der Dank für die Mutter liegt im Gedeihen ihrer Kinder, im glücklichen Lösen ihrer Lebensaufgaben. Dann geht die mühevolle Saat der Mutter auf und die Kinder wachsen über sie hinaus, in ihrer inneren Entwicklung. Darin liegt auch der Dank für die Oberin, damit belohnt sich all ihre Liebesmühe und Muttersorge, das kann ihr auch manche schlechte Erfahrung nicht rauben. —

Dienende Fürsorge soll die Oberin ihren Schwestern widmen, um dienende Liebe in ihnen für ihre Pflegebefohlenen zu wecken, als natürliches inneres Bedürfnis.

Sie muß ihnen eine warme Atmosphäre im häuslichen Kreise wie in einer großen Familie nach ihrer Arbeit schaffen, sie umsorgen, sie hegen und pflegen. Damit wird sie am sichersten ihre Gedanken von der Beschäftigung mit dem eigenen Wohl und Wehe ablenken, es voll auf ihre Umgebung konzentrieren lehren. Nicht jeder für sich und Gott für uns alle, sondern eines für alle und alle für Gott müssen Schwestern empfinden lernen und zu ihrem Wahlspruch machen. Bei gemeinsamer Arbeit muß nicht nur der Einzelne mit seinen Ansprüchen in den Vordergrund treten wollen, sondern die Entwicklung des Ganzen, dem alle dienen, muß das Ziel der Anstrengung für jeden einzelnen bleiben. Das wird die Oberin nie genug betonen können und den Schwestern vorleben müssen. Trägst du selbst ein anderes Kleid, arbeitest du nur in dem einen Geist und Sinn, dem wirklichen Schwestersinn, so nenne ich dich Schwester. Das verpflichtet die eine der andern, das wird zu einem Band auch über die eigene Organisation hinaus. —

Wie in der Familie das Band, das seine Glieder zusammenhält, kein erkünsteltes, gewolltes, sondern ein

natürliches ist, der Familiensinn, der Sinn der Zusammengehörigkeit, der Verantwortlichkeit für einander, die Pietät, die das Heim, das Vaterhaus heilig
hält, in dem das Kind zum Leben erwacht, in dem es
flügge geworden ist, so eng sollen auch die Glieder einer
Schwesterngemeinschaft sich verbunden fühlen und
ihre Zusammengehörigkeit durch die Schwesterlichkeit
nach innen und den Korpsgeist nach außen zum Ausdruck bringen. Auch sie müssen den gemeinsamen
Grund und Boden, auf dem sie beruflich ins Dasein ge-
treten sind, der sie trägt und erhält, hoch und wert
halten. Die gemeinsamen Pflichten, die gemeinsamen
Interessen, die Verantwortung, die das gleiche
Kleid, das sie tragen, der einen für die andere auferlegt,
müssen die einzelnen zu einem Ganzen vereinen und das
natürliche Gefühl der Zusammengehörigkeit, das in der
Familie dis Seele des Zusammenlebens bildet, die
Bande des Blutes ersetzen. Jedes Glied des Kreises
trägt dazu bei, den friedlichen harmonischen Zusammen-
klang im Gemeinschaftsleben zu fördern oder zu stören.

Die Oberin als Mutter ihrer Schwestern wird die
Berufene sein, die Schwesterlichkeit und den Korpsgeist
zu wecken, erstarken zu lassen und wach zu erhalten.

Wir können uns nur als Schwestern fühlen, wenn
wir eine Mutter unser eigen nennen, um die wir uns
scharen, durch die wir uns vereint empfinden, die uns
zusammenhält. Sei es Kranken-, sei es Mutterhaus oder
Schwesternheim, einen Mittelpunkt. einen Brennpunkt
müssen die Schwestern haben — die Mutter, die Oberin.

Die Güte der Mutter soll schon den in den Schwesternkreis tretenden jungen, neuen Kräften, die zaghaft, mit klopfenden Herzen die Schwelle einer für sie neuen, fremden Welt betreten, ein warmes Willkommen bieten, sie anheimeln, ihnen Mut machen.

Die Worte, mit denen die Oberin der jungen Schwester die Haube, als ein Zeichen des Bundes, dem sie beitritt, und als Zeichen ihrer Würde aufsetzt, als Mahnung dessen, was die Schwester dieser Haube schuldet, sollen sie darauf hinweisen, daß der Beruf uns nur wird und uns nur gibt, was wir in ihn hineintragen. Bedeuten wird sie sie, daß unser Wert den Wert unserer Arbeit bestimmt und auch die Glücksmöglichkeiten, die sie uns bieten kann, daß Arbeit jedes Menschen Pflicht und sein Recht ist. Daß die Arbeit am Nächsten, im wahren Schwesternsinn getan, Gottesdienst ist, wird die Oberin diesen Jüngsten noch besonders zu Gemüte führen. Aus mütterlichem Herzen kommend sollen solche Worte der jungen Schwester unvergeßlich bleiben und das erste Band zwischen der Oberin und ihrer Jüngsten knüpfen.

Warm soll jedes neue Glied im Kreise der Schwestern aufgenommen werden, die Schwestern sollen dazu angehalten werden, den Neukommenden möglichst schnell über die erste Fremdheit hinwegzuhelfen, eingedenk der Gefühle, die sie selbst an diesem Tag bewegt haben, damit die Eintretende sich schnell heimisch fühle.

Den Ton im Hause angeben wird die Oberin, wie ihn in jedem Familienkreis die Hausfrau und Mutter schafft. Das häusliche Thermometer wird durch sie geregelt werden. Es soll immer gleichmäßigen Wärmegrad anzeigen, nicht auf heiß oder kalt weisen, damit jeder sich wohl und behaglich fühlt. Liebe weckt Vertrauen, darum soll die Oberin als Mutter vor allem mit offenen Händen Liebe geben, um zu ernten, was allein einen großen Kreis eng mit ihr zu verbinden vermag — Vertrauen. Dieses Vertrauen wird gegründet sein müssen auf Wahrhaftigkeit und Offenheit.

Wenn die Schwestern fühlen, daß ihre Oberin nichts sagt und tut, worauf sie nicht wie auf ein Evangelium bauen können, daß sie wie ein Bollwerk ist, hinter das sie sich in kleinen und großen Nöten sicher verschanzen können, wenn alles, was ihnen von ihr kommt, selbst die Strenge, nur dazu dient, ihnen zu helfen, fühlen sie sich zu ihr hingezogen, gern von ihr abhängig und fest an sie gekettet. Damit setzt neben Liebe und Vertrauen das dritte Glied der Kette ein, die sich um die Mutter Oberin und ihre Schwestern schließt: die Treue! Die Treue als sie beglückende Anhänglichkeit an ihre Person, die Oberin und Schwestern über so vieles hinweghilft. Ferner die Treue in der erwählten Arbeitsgemeinschaft, in der sie gemeinsam Leid und Freud teilen, in der die Oberin ihnen alle Schwierigkeiten in mütterlicher Sorge zu erleichtern, zu ebnen sucht. Ernste Arbeit wird sie ihnen dann zur Lust zu machen verstehen und sie ihnen in ihrem hohen ethischen Grundgedanken durch ihr Vorbild stets vor Augen halten. Treue als Band zwischen Oberin und Schwestern wird zum Ausdruck kommen in der Beständigkeit in ihrem Glauben an die Mutter in der Oberin, auch, wenn sie ihnen Wünsche versagen muß. Beständigkeit wird im unbeirrten Urteil über die Oberin liegen, wenn andere die Schwester beeinflussen möchten, Beständigkeit in den einmal gefaßten Beschlüssen, der Oberin mütterlichen Leitung willig zu folgen und blind zu vertrauen, Beständigkeit im Überwinden eigner kleiner Neigungen, die andere Wege weisen aus Liebe zu ihr. Das ist Treue, die Oberin und Schwester wie Mutter und Kind verbindet. Wie beglückend für beide Teile, wenn manch' Mutterlose, auch manch' Unverstandene bei ihrer Berufsmutter das volle Verständnis für innere Lasten findet, mit allem zu ihr kommen kann und immer ein offenes Ohr, ein Stück Herberge und innere Heimat findet. Wie hoch das Mütterliche steht, dafür ist Beweis, daß die Bibel vom tröstenden Gott nichts Besseres zu sagen weiß, als „Ich will Euch trösten wie einen seine Mutter tröstet" und daß die Frommen von Gottes Leitung singen „Mit Mutterhänden leitet er die Seinen stetig hin und her."

Ob die Mutter nun trösten oder ermutigen kann, ob sie schelten muß, ob Unverstandes oder Kleinglaubens; immer wird es warm hinüber und herüber wehen, wo die rechten Bande sich um die Oberin und ihre Schwesternschar schlingen. Immer muß sie Zeit für sie haben, denn das ist ihr Recht.

Wie schwer das ist, wenn sich die Arbeit türmt, die Zeit drängt und das Weh, das die Schwester drückt, in keinem Verhältnis steht zu den beruflichen Sorgen, mit denen die Oberin selbst fertig zu werden hat, das ahnen sie nicht. Sie sollen auch dadurch nicht um ihr Recht auf die Mutter verkürzt werden, denn die Oberin ist zuerst für die Schwestern da. Sie kann sich überall vertreten, entlasten lassen, nur nicht in ihren mütterlichen Pflichten. Sie sind ihr ureigenstes Reich, und in ihnen wurzelt ihr stärkstes Band zu den Schwestern.

Freuen muß sie sich mit ihnen können, sonnige Heiterkeit muß im Schwesternkreis herrschen, des Trüben gibt es genug in den Arbeitsstätten. Sonne heißt es an die Krankenbetten tragen, die von innen kommt und darum unabhängig ist von dem, was sich draußen tut. Sonne gibt es viel im rechten Schwesternherzen, wenn es auch scheint, als gäbe es wenig im Schwesternleben. Es scheint nur so, die Arbeit selbst ist Sonne!

Im rechten Geist getan, scheint sie ins Herz hinein und Sonnenstrahlen brechen daraus hervor, die wiederum Sonnenstrahlen von außen anziehen. Bist du frisch und froh, kann dir keiner widerstehen, steckst du die andern an. Gibst du Wärme, strahlt sie dir entgegen

„Gleiches zieht Gleiches an, das ist Naturgesetz."

Die Oberin mache es zu ihrem Gesetz.

Die Liebe muß auch in der Strenge so offenbar bleiben, daß die Schwestern der Oberin auch Fehler offen und reumütig eingestehen; daß es ihnen keine Ruhe läßt, wenn sie geirrt, ehe sie ihren Frieden mit der Mutter gemacht haben. Sie müssen zum rechten Empfinden kommen, daß nur verheimlichte, nie, gemachte Fehler trennend zwischen zwei Menschen treten können, die einander voll vertrauen sollen. Manches ihrer Sorgenkinder, das die Strenge nicht als Liebe verstehen wollte, dankt sie ihr oft erst, wenn sie selbst Mutterpflichten zu übernehmen hat und der Wert der einst mißverstandenen Saat ihr in der Selbstzucht aufgeht.

Die mütterliche Fürsorge der Oberin für ihre Schwestern soll sich schon in der äußeren Umgebung kennzeichnen, die sie ihnen schafft.

Wer hat mehr Anspruch an ein behagliches trautes Heim, als diejenige, die auf alle eignen Ansprüche und Bequemlichkeiten zu verzichten hat, wenn sie, wie das Geschick es will, bei Arm oder Reich, im modernen Krankenhaus mit allem Komfort, in kleinem Haus, das ganz besonders mit jedem Pfennig zu rechnen hat, oder in der Gemeinde ihr Zelt aufschlagen muß, mit anderen das Brot zu brechen, sich in alle Verhältnisse mit gesunder Elastizität und frischem Mut zu finden, überall ihr Bestes zu geben hat, ohne Gedanken an das eigene Ich. Gerade sie braucht Schönheit, Harmonie, Behaglichkeit als wirksamen Ausgleich in ihrem eigenen kleinen, gemütlichen Reich, gegen alles Häßliche, Traurige, Aufreibende in ihrem Arbeitsreich. Wie oft kehrt die Schwester durchkältet, überwacht, zermürbt vom qualvollen Totenbett und dem trostlosen Jammer der Hinterbliebenen heim, oder aus tagelanger schmutziger Umgebung roher Menschen. Wie ein Alp liegt es auf ihr, wenn sie ihr Heim betritt. Dann muß sich ihr die in lichten harmonischen Farben abgestimmte, ge-

schmackvolle Umgebung mit ihrer Sauberkeit, trauten
Wärme und friedlichen Stille, wie Balsam auf die
Seele legen, du bist daheim.

Tritt sie müde — ja erschöpft — in ihr Stübchen,
grüßen sie liebe Bilder von der Wand. Ihre kleinen
Schätze, an denen sie hängt, umgeben sie und schaffen
das eigenartige Gepräge, das ihr wohltut. Das Bett
ist aufgedeckt und die verständnisvolle Hausschwester
hat in schwesterlicher Sorge eine Wärmflasche hinein-
gelegt. Sie sinkt dann wohl todmüde in die Kissen,
doch nicht mit dem bitteren Gefühl, du bist abgehetzt,
ausgenutzt, du trägst Kreuzeslast, sondern mit dem
wohligen Bewußtsein, du tatest deine Pflicht und
darfst nun ruhen. Du bist umsorgt! Es gibt einen Ausgleich überall!

Hier hat die mütterliche Sorge der Oberin für ihn
einzutreten. Wie wohltuend sie auf die Schwester
wirkt! Nicht nur ihr Gemüt wird davon beeinflußt,
ihre Leistungsfähigkeit, ihre Arbeitsfreudigkeit steigt,
wenn sie fühlt: es wacht treue Sorge über dir. Nur die
Oberin kann mit Recht viel von ihren Schwestern ver-
langen, wie jede heutzutage den großen Berufsforderun-
gen nach dazu gezwungen wird, die auch viel für ihre
Schwestern verlangt, ihnen die annehmbarsten persönlichen Bedingungen für ihr Leben innerhalb und außerhalb der Berufsarbeit schafft. Da kommt das Heim
in erster Linie, von dem die Schwester wenig genug hat;
das sie aber darum vielleicht doppelt bewertet und
genießt. Die älteren Schwestern sollten möglichst

ihr eigenes Stübchen haben und sich's einrichten dürfen.

Behaglichkeit schaffe die Oberin den Schwestern in ihrer Umgebung. Lichte Räume in wohltuenden Farben, die ausruhen, die die Nerven beruhigen, alles Quälende abklingen lassen. Blumen und Pflanzen sollen den Raum wohnlich machen und gute Bilder an der Wand. Schreibtische und bequeme Stühle gehören ins allgemeine Wohnzimmer. In großen Krankenhäusern, mit 50 bis 100 Schwestern, ist dankbar ein kleines Lesezimmer neben dem Wohnraum zu begrüßen, mit der nötigen Ruhe zum Schreiben und Lesen, durch die Bestimmung, daß nicht gesprochen werden darf, guten Zeitschriften und Tageszeitungen.

Dazu sollte eine Bibliothek kommen, die jedem guten Geschmack gerecht wird. Die glückliche Oberin, die über einen Garten für ihre Kinder verfügt, sorge für Liegestühle, in denen die Freistunde im Sommer mit einem guten Buch verbracht werden kann. Wo ein Sommerhäuschen zur Verfügung steht, muß der Gaskocher mit dem Wasserkessel nicht fehlen, auf dem eine Tasse Tee gekocht werden kann, wenn die Freistunde einen Gast in das Sommerhäuschen bringt, der der Schwester frische Eindrücke und neue Spannkraft für den Rest des Tagesdienstes hinterläßt. Für richtige Ausspannung muß die Oberin energisch eintreten. Geistige Anregung muß sie ihren Schwestern schaffen, um sie im aufreibenden Dienst frisch zu erhalten. Gute geistige Kost in ansprechender Form, die keine zu starke Konzentration fordert, immer als Ausspannung, nie als neue Anspannung wirkt.

Jeder Geschmacksrichtung wird sie gerecht werden müssen, den Schwestern Anregung durch gesellige Abende mit künstlerischen Darbietungen, guter Musik, Vorträgen über Kunst und Literatur, oder durch Rezitationsabende bieten. Nichts ist geeigneter, die Seele zu erheben, als wahre Kunst in Wort, Ton oder Bild. Aus der oft niederdrückenden Alltäglichkeit, der Enge der Wirklichkeit, schwingt sich die Seele dann in die Weite und Höhe, dringt in die Tiefen der ideellen Welt. Sie fühlt sich beflügelt! Eine gehobene Stimmung teile sich damit allen mit, die gleiche Ideen und Ideale in sich tragen, sie fühlen sich vereint, über Trennendes hinweggehoben. Ein warmes Empfinden von Einigkeit im Höchsten, Besten, von rechter Zusammengehörigkeit wird in ihnen wach und klingt weiter in ihnen nach.

Wichtig bei den Darbietungen solcher Abende wird es sein, auch das gesellige Moment zur Geltung kommen zu lassen, durch Hinzuziehung von Vorstandsmitgliedern, zu denen dadurch die Schwestern wünschenswerte Fühlung gewinnen und Freunden des Krankenpflegeberufs. Das Interesse, das Verständnis für das Schwesternleben, die Schwesternfragen wird damit in weitere Kreise hinausgetragen, was nützlich wirkt. Die Schwestern erhalten Gelegenheit, sich ungezwungen in größerem Kreise zu bewegen zu lernen. Sie werden erfrischt und angeregt. Auch den Besuch guter Konzerte, guter Opern, wertvoller Schauspiele, die Bekanntschaft der Klassiker, der Gemäldegalerien und Ausstellungen sollte die Oberin ihren Schwestern als wünschenswerte Bildungsstätten zu ermöglichen suchen.

Im Sommer sind gemeinschaftliche Ausflüge einzelner Gruppen von Schwestern eine schöne Erholung.

Die Vereinsfeste, das Weihnachtsfest, sollen Anlaß geben, den Schwestern mütterliche Fürsorge immer wieder nahe zu bringen und das Gemeinschaftsgefühl zu stärken. Wo der Schwesternkreis noch kein zu großer ist, wird der Geburtstag der einzelnen ein festliches Gepräge tragen können. Wo der Schwesternkreis zerstreut ist, wird der schriftliche Geburtstagsgruß nicht fehlen dürfen und warm berühren. Gemeinsame Freude ist auch ein Band und die Oberin als Freudenspenderin besonders am Platz, da ihnen auch manches Unangenehme von ihr auferlegt werden muß.

Über dem leiblichen Wohl ihrer Kinder zu wachen wird sie sich besonders angelegen sein lassen müssen. Für gute Verpflegung hat sie Sorge zu tragen. Auf Einhaltung der Mahlzeiten und genügende Nahrungsaufnahme wird sie als Pflicht gegen sich selbst und eventuell den Verein hinweisen, dem die Versorgung kranker Schwestern zufällt. Sie wird die Mahlzeiten immer mit den Schwestern einnehmen, den gemeinsamen Arbeitstag mit der Morgenandacht beginnen, der Abendandacht schließen und mit ihnen den Gottesdienst besuchen.

Auf Beobachtung aller Regeln der Hygiene für die Schwestern wird sie Bedacht nehmen. Luft, Licht,

Wärme, Ruhe wird sie schaffen. Persönlichen Wasser-
verbrauch wird sie unterstützen, auf rechte Körper-
und Hautpflege hinweisen. Auf genügenden Wäsche-
und Kleiderwechsel wird sie aufmerksam machen. Sie
wird gegen starkes Schnüren ebenso zu Felde ziehen,
wie gegen ein Sichgehenlassen in nachlässig weitem
Anzug. Wo es mit dem Dienst zu vereinigen ist, wird
sie sie an Feiertagen vom zeitigen Aufstehen dispen-
sieren, besonders bei Schwestern in der Privatpflege
das genügende Schlafen tunlichst überwachen und
nachholen lassen. Kranke Schwestern werden besonders
zu ihrem Recht kommen müssen. Ohne Verzärtelung
wird gebotene Schonung durchgeführt werden müssen,
ohne daß die Schonungsbedürftigen sich unter den
arbeitenden Mitschwestern gedrückt zu fühlen brauchen.
Kranke Schwestern sollten vor allem zur vollen Empfindung der mütterlichen Fürsorge kommen. Über-
anstrengung wird sie tunlichst zu verhüten haben.

Besonderes Gewicht wird die Oberin darauf zu
legen haben, daß sie auch mit ihren außerhalb des
Mutterhauses oder Vereinsmittelpunktes stationierten
Schwestern in enger Fühlung bleibe. Monatliche Briefe
über Vereinsangelegenheiten und Schwesterninteressen,
der Umlauf der Vereinszeitung werden die Schwestern
auf dem Laufenden halten. Häufige Revisionsbesuche
werden weitere Hilfsmittel dazu bieten und eine möglichst sorgfältige Auswahl der auf auswärtigen Stationen
angestellten Oberschwestern. Sie werden die Absichten
und Erziehungsgrundsätze der Oberin voll zu verstehen

und zu vertreten haben, um den rechten Geist der Schwesternschaft auch dort aufrecht zu erhalten und in den jungen Schwestern erstarken zu lassen. Für alle wird sie bestrebt sein müssen, das Krankenhaus, Mutterhaus, Schwesternheim zum Mittelpunkt zu machen, durch möglichste Teilnahme auch der auswärtigen Schwestern an den geselligen oder lehrreichen Veranstaltungen. Auch für die außerhalb stationierten Schwestern wird die Oberin gegen Überbürdung einzutreten, auf Einhaltung genügender Freistunden, Vermeidung zu vieler Nachtwachen, Gewährung genügender Ruhe nach denselben zu dringen haben.

Bei Übernahme neuer Stationen wird sich die Oberin über das Arbeitsfeld, die Vorgesetzten, die Art der Unterbringung und Verpflegung der Schwestern stets vorher an Ort und Stelle zu informieren haben, um für die Besetzung die geeignete Auswahl zu treffen, ihrem Vorstand berichten und für die gute Unterbringung und Verpflegung der Schwestern einstehen zu können. Sie wird damit auch den Schwestern eine ganz andere Stellung sichern.

Die richtige Ausnutzung des Urlaubs für ihre Schwestern wird ins Bereich ihrer Muttersorge gehören. Bei der richtigen Fühlung zu ihren Schwestern wird die Oberin die Urlaubspläne ihrer Schwestern kennen, manchen guten Ratschlag geben können. Sie wird nach der Rückkehr Gelegenheit haben, über den Grad ihrer Erholung, über die Wirkung ihrer Urlaubseindrücke sich ein Bild zu machen. Die Oberin weiß am

besten, daß jede Schwester, die das ganze Jahr in anstrengender, absorbierender und oft seelisch nieder-
drückender Arbeit steht, für Körper, Seele und Geist
Ausspannung braucht, wenn sie vier Wochen lang,
wenn es hoch kommt, sich selbst leben darf. Auch
dann treten Ansprüche an sie heran. Die eigene Familie
streckt die Arme nach ihr aus, sie sehnt sich, mal Kind
im Hause zu sein, das Verwöhntwerden im Elternhaus
wieder zu empfinden.

Die rechte Ausspannung ist es trotzdem meist nicht.
Da warten Familiensorgen auf sie, die, wenn man
mitten in dem Sorgenkreis steht, belastender wirken,
als wenn man sie außerhalb mitträgt und durch die
Arbeit über sie hinweggebracht wird.

Bessere Ruhe bietet der Schwester ein Aufenthalt
in neuer, fremder Umgebung, in Gesellschaft eines
Menschen, der gleiche Bedürfnisse hat, sich zu freuen,
der zu genießen versteht, was Gott in seine Schöpfung
zur Freude und Lust eingefügt hat: die Natur. Sie
ist die rechte Kraftspenderin für die Schwester, deren
tägliche Atmosphäre so besonders dessen entbehrt, was
wir brauchen, um arbeitstüchtig zu bleiben, reine
frische Luft, die aufzunehmen sich der Brustkorb gierig
dehnt, wenn er so spärlich mit dem Nötigsten bedacht
wird, wie es ständiger Aufenthalt im Krankenzimmer
mit sich bringt. Also Luft, beste Luft, Berg-, Wald
oder Seeluft braucht die Schwester zur rechten Erholung. Wenn dann die erste Müdigkeit überwunden
durch Schlaf und immer wieder Schlaf ausgeglichen ist,

dann regen sich die Lebensgeister, die Genußfähigkeit und die Genußfreudigkeit tritt in ihre Rechte.

Je mehr und je richtiger die Schwester zu genießen versteht, um so ausgiebiger wird ihre Erholung sein, um so natürlicher wird der Tatendrang sich regen, wenn dem Körper sein Recht geworden ist, Seele und Geist sich beflügelt fühlen nach dem Aufstieg in andere Regionen.

Wie gutes, schmackhaftes Hausbrot däucht einen dann die tägliche Arbeit bei der Heimkehr, ohne das man ja doch nicht auskommt, nach dem man sich sehnt, wenn es der Leckerbissen zu viele gibt.

Wie anders faßt man die kleinen Nadelstiche auf, mit denen man vor dem Urlaub nicht mehr fertig wurde! Der Urlaub scheint die Fähigkeit gewonnen zu haben, sich zu ärgern, der Humor läßt sich nicht mehr entthronen. Es geht ein anderer Zug durch die Arbeit. Wer beobachtet das sicherer, wem drängt sich das zwingender auf, als der mütterlichen Oberin, die ihre Schwestern kennt und versteht, die den aufreibenden Dienst aus Erfahrung kennt, also mitempfindet.

Wie manche unter ihnen leidet schwer darunter, daß sie ihren Kindern oft nicht die rechte Ausspannung schaffen kann, wann und wie sie sie brauchen.

Bei allen Erleichterungen, die schon jetzt von den Zentralstellen großer Organisationen für Badekuren und Sommerfrischen zu ermäßigten Preisen für Schwestern erreicht sind, wäre Schwestern eigene Erholungsstätten zu schaffen noch ein dankbares Feld für verständnisvolle Gönner des Schwesternberufes, die damit helfen können, woran es Schwestern bei der Wahl der Erholung am meisten fehlt, den nötigen Mitteln.

Die einzelnen Verbände sind bestrebt, Erholungsheime für ihre Schwestern zu schaffen.

Ein dankenswertes Vorgehen, das aber nur beschränkten Kreisen zugute kommt und nicht voll den Zweck erfüllt, weil die wenigsten in der Lage sind, bei dem für die Schwestern auf das Minimum beschränkten Verpflegungssatz mehrere solche Heime zu unterhalten. Dadurch sind die Schwestern für die Erholung an einen Ort gebunden. Die meisten lieben Abwechslung. Die Natur weist da am Ende auch den rechten Weg. Die räumliche Beschränkung verbietet die Vergünstigung, Angehörige mit hinein zu nehmen.

Es wäre für große Organisationen gewiß von Vorteil, gemeinsame Schwesternerholungsheime zu schaffen, die in guter, waldreicher Gegend gelegen, der Anregung bietenden Stadt nicht zu entfernt, um auch diesem Bedürfnis mancher Rechnung zu tragen, mit jedem Komfort, geschmackvoll und ohne Luxus eingerichtet, mit kalten, auch medizinischen Bädern versehen, mit offenen Veranden und nötigen Liegestühlen versorgt, mit dem nötigen Raum zur körperlichen Ausarbeitung in der Luft in Spielen bedacht, zu einem Segen für die spätere Arbeitszeit der Schwestern werden würden.

Die Leitung dieser Heime sollte in die Hand gebildeter Damen gelegt werden, die Fühlung und Interesse für den Schwesternberuf und seine Vertreterinnen haben und damit das Verständnis dessen, was ihnen not- und wohltut, ohne Schwestern zu sein. Der frische, frohe und feine Ton im Erholungsheim würde durch die Persönlichkeit der Leiterin angegeben und aufrechterhalten werden. Die Befürchtung, daß bei einer großen Anzahl Schwestern aus verschiedenen Verbänden einer Organisation Anlaß zu Fachsimpelei, Unzufriedenheit usw. gegeben würde, könnte unwirksam gemacht werden durch Zulassung weiblicher Angehöriger oder Freundinnen von Schwestern unter höherem Pflegesatz, als er den Schwestern gewährt wird. Dadurch würde der Interessenkreis ein weiterer und die Anregung für die Schwestern größer. Neben Innehaltung der Hausordnung müßte jede ihrer Neigung leben können. Auf das Mindestmaß müßten für die Schwestern die pekuniären Opfer gesetzt werden. Wenn ein solches Erholungsheim großen Stils eine Abwechslung zu den eignen kleinen Heimen einzelner Vereine böte, wäre für genügenden Zuspruch gewiß gesorgt. An der Verwirklichung solcher billiger Erholungsmöglichkeiten mitzuwirken, gehört zu den Mutterpflichten der Oberin.

Soweit die Oberin dabei in Frage kommt, wird sie an der ausreichenden Altersversorgung der Schwester mit zu arbeiten suchen. Sie wird mit den staatlichen Bestimmungen für Versorgung von Krankenpflegerinnen vertraut sein müssen. Es wird ihr besonderes Bemühen sein müssen, den Schwestern für ihren Lebensabend, wo es sich um Pensions- und Feierabendhäuser handelt, die ihrer Sorge unterstehen, alles Behagen, alle Bequemlichkeit zu schaffen, die nach einem Leben, dessen Inhalt die Sorge für andere bildete, wohl verdient sind und ganz besonders wohltuend empfunden werden.

Sie muß unermüdlich Güte und Selbstverleugnung üben können, wie die leibliche Mutter. Sie darf nie müde werden, für ihre kleinen täglichen Bedürfnisse des Lebens zu sorgen.

Alle ihre Pflegebefohlenen müssen für sie in erster Linie, sie selbst in letzter Linie kommen. Nicht sich dienen zu lassen ist sie da, sondern zu dienen. Das Schwierigste, Unbequemste soll sie ihren Kindern vormachen, Leid und Freud gerecht mit ihnen teilen.

Zu ihren schwersten Pflichten wird es gehören, diejenigen, die ihrer mangelnden ethischen oder beruflichen Eigenschaften wegen nicht in den Schwesternkreis gehören, als ungeeignet dem Vorstand zu melden. Wie der leiblichen Mutter mit ihren Sorgenkindern geht es der Oberin mit den Schwestern, die ihr die meiste Mühe machen, sie wachsen ihr ans Herz. Immer wieder glaubt sie, Geduld und Nachsicht üben zu müssen, wie oft scheinen die häuslichen Verhältnisse, die mangelnde Kinderstube eine Entschuldigung für wiederkehrende, nicht auszumerzende Fehler zu sein. Wie schwer fällt es, über den Nebenmenschen, der in menschlicher Kurzsichtigkeit sich selbst mit so ganz anderen Augen betrachtet, als die Umgebung es tut, sich verkannt, sich ungerecht beurteilt glaubt, den Richterspruch zu fällen. Wie groß ist die Verantwortung, die man damit übernimmt. Wie leidet die Oberin darunter, durch ihr entscheidendes Urteil der Schwester die Arbeit verschließen zu müssen, in der sie selbst ihr Glück findet, die wie keine andere geeignet ist, Schlacken zu lösen, die Kohle unter der Asche vom Glimmen, zur warmen Glut zu bringen, was Rechtes aus dem Menschen zu machen. Wie schwer trennt sie sich bei jeder neuen schlechten Erfahrung von dem Glauben, daß doch noch etwas zu erreichen gewesen wäre. Dennoch darf sie nicht zu lange zögern und über die Probejahre hinaus ihre Versuche fortsetzen, um nicht durch ungeeignete Elemente die Schwesternschaft selbst zu gefährden. Auch das allgemeine Interesse ist zu berücksichtigen. Die Verantwortung, ungeeignete Persönlichkeiten in einem so verantwortungsreichen Beruf zu belassen, ist groß. Es wird damit auch schwieriger, für den Beruf Ungeeigneten zu einem anderen Beruf mit weniger hohen Anforderungen zu verhelfen, der ihre Zukunft sicher stellt.

Sie wird ihre Augen überall haben, sich aber vor Mißtrauen hüten müssen. Wie eine leibliche Mutter hrem Kind, soll die berufliche Mutter der Schwester trauen, damit wird sie den notwendigen Gehorsam zur Ehrensache machen und anspornen. Lieblinge darf sie nicht kennen, selbst wenn man es ihr nicht glaubt. Unparteilichkeit ist der Mutter erste Pflicht und wird der Oberin Stärke sein. Hat sie Wahrheiten zu sagen, die schmerzlich berühren, soll sie es liebevoll tun. Auch wo sie strafen muß, vermeide sie wehe zu tun. Ernst und fest

trete sie den Schwestern entgegen, doch ohne Schärfe,
wo es zu vermeiden ist.

Immer gütig wache sie über der ihr anvertrauten
Schwesternschar in immer gleicher Muttersorge und
Liebe, dann gelten George Eliots Worte auch ihr:

> „Es gibt Naturen, die uns durch ihre Liebe eine Art
> Weihe geben. Sie verpflichten uns zur Rechtschaffenheit
> und Reinheit durch ihren bloßen Glauben an uns.“

Die Oberin als Erzieherin.

Wer als Bestimmung des Menschen, jedes Menschen die Entwicklung zur vernünftigen, selbstverantwortlichen Persönlichkeit ansieht, der muß als das Ziel aller Erziehung die Mündigkeit des Menschen ansehen. (Paulsen.)

Wer Wegweiser sein will, muß Ziel, Richtung und Weg kennen. Aus dem Kennen soll das Können hervorgehen, in der rechten Ausrüstung auf diesem Pfad vorauszuschreiten, um ihn für die Nachfolgenden gangbar zu machen.

Das ist die Aufgabe des Erziehenden. Gesittung und Gewohnheit ist der Anfang der Erziehung, Selbständigkeit ist ihr Ziel.

„Erziehen heißt den Willen bilden, daß er durch die Vernunft geleitet das Gute sehen und wollen lehrt." Wer andere zu erziehen, zu regieren hat, muß vor allem Selbstherrschaft üben können. Eine aus Voraussicht der Folgen erwachsende Selbstherrschaft durch das Erleben und Erleiden der unvermeidlichen natürlichen Folgen eigner Handlungen, muß schon durch die rechte Kindererziehung angestrebt worden sein. Dann wird in der innerlich beherrschten Reifezeit des Erwachsenen die Erfahrung ihn zum freien Menschen machen, der seinen eigenen inneren Gesetzen zu folgen vermag, gehorsam dem Besten in sich. „Alle Fortbildung des Charakters besteht darin, daß ich mich dahin bringe, mir selbst zu gehorchen."

Nur wer der Willkür seiner Stimmungen und Launen nicht unterworfen ist und jederzeit über ihnen zu stehen vermag, ist unabhängig, nur dem eigenen Willen untertan, frei.

Diese Freiheit ist Macht. Sie gibt uns Überlegenheit, findet uns gewappnet in jeder Lage des Lebens. Stimmungen dagegen sind unbeherrschte Gefühle, die uns in Abhängigkeit von äußeren und inneren Umständen bringen.

Herrscher müssen wir sein, nicht Beherrschte in unserem Innenleben, darin zeigt sich das Maß unserer Seelenstärke.

In dem Überwundensein durch heftige ungezügelte Regungen kennzeichnet sich unsere Schwäche. „Charakterstärke entspringt aus zwei Quellen: Willenskraft und Selbstbeherrschung. Sie erfordert zweierlei: starke Gefühle und Herrschaft über sie."

Dieser Wurzel der Weisheit bedarf die Oberin besonders, hierin liegt die Vorbedingung für ihr Erziehungsamt. Selbstbeherrschung ist die Erziehung zur Selbständigkeit, sie bildet die Grundlage aller inneren Entwicklung, alles sittlichen Lebens, das eine freiwillige Kraftbetätigung ist. Nur die Oberin wird sie von ihren Schwestern fordern können, die sie ihnen vorzuleben imstande ist. Wie ein Fels muß sie dastehen, unerschütterlich auch, wenn die Brandung hoch geht. An ihrem Gleichmaß müssen sich alle Wogen legen und abebben.

Nur wenn sie sich selbst fest im Zügel hat, wird sie stets die Kraft finden, mit allen Schwierigkeiten und allem Unangenehmen, durch das sie in Verfolgung ihres Zieles hindurch muß, richtig fertig zu werden. Je disziplinierter ihr Geist ist, um so leichter wird es ihr werden, sich selbst unterzuordnen, wo ihre Arbeit es erfordert, um mit zäher Ausdauer zu erreichen, was sie erstrebt, wenn sie nicht mit Energie durchdringt. Bei richtiger Beherrschung ihrer selbst wird sie auch nie in der Arbeit versagen, jederzeit ihren Aufgaben gewachsen sein, bei Schwierigkeiten oder Erfolg.

Ihre Fähigkeiten, ihr Können werden unbeeinflußt bleiben von Zeit und Ort, von Lust und Unlust.

Damit ist in allen Lagen auf sie zu rechnen. Diese Zuverlässigkeit wird ihr Vertrauen sichern und Respekt.

Sie wird auch die nötige Beherrschung über unnötige Worte üben, die nur zu leicht Unheil stiften. Sie wird sich bewußt zu bleiben haben, daß „Leidenschaftlichkeit aus einem Irrtum einen Fehler und aus einer Wahrheit eine Unhöflichkeit macht".

Ihrem Willen wird sie auch ihren Körper untertan machen, sich nicht von körperlichen Beschwerden beherrschen lassen, sondern über ihnen stehen und ihre Schwestern durch Übung dazu erziehen.

Durch richtige Abhärtung des ganzen Körpers wird es am sichersten erreicht werden, die für den Beruf so wichtige Widerstandskraft gegen Schmerz und Widerwärtigkeiten, gegen Anstrengung und Ekelerregendes zu erhöhen.

Die im ganzen elastische Anlage der Frau hilft ihr immer wieder zu schnellem Aufrichten, erhält ihr Gleichgewicht, gibt ihr die Fähigkeit, zu ertragen, zu erdulden. Das kommt der Schwester und Oberin in der aufreibenden Arbeit zugute.

Ihren Verstand wird sie gut regulierbar und zu jeder Arbeit verwendbar erhalten.

Ein gesundes Seelenleben wird die Gesundheit des Körpers unterstützen, nein umgekehrt; ist also bei der Erziehung nicht außer acht zu lassen. Gesundheit ist der größte Reichtum. Zur Erhaltung gesunden Seelenlebens ist es wichtig, sich nicht zu viel mit sich selbst zu beschäftigen, zu grübeln, zu träumen, sondern seine Aufgaben mit voller Hingebung anzupacken.

Im alltäglichen Leben muß die Oberin sich und ihre Schwestern dazu anhalten, sich nicht an Kleinigkeiten zu zermürben, sondern über Kleinigkeiten hinwegzukommen, sie auch zu rechter Stunde zu übersehen und das Große im Auge zu behalten. Seine Kraft soll man sich nicht durch Sorgen nehmen, sie sind Kraftverschwendung, sondern soll sie sich durch fröhliche Arbeit zu erhalten suchen.

Nichts erhält das seelische Gleichgewicht besser,

als Heiterkeit. Gesundes herzliches Lachen zerstreut manche Wolken und reinigt die seelische Atmosphäre.

Mit heitrem Sinn kommt man auch über Schwierigkeiten leichter hinweg, läßt sich nicht durch sie niederdrücken, entmutigen. „Der heitere Mensch übt durch seine Persönlichkeit ungefähr denselben Einfluß auf andere aus, wie die sommerliche Wärme auf Feld und Wald. Durch ihn kann der kleinste Erdenwinkel für seine Bewohner zu einem freundlichen, warmen, hellen Plätzchen werden." (Carlyle.)

Die Schwester braucht ein heiteres Gemüt, um ihren Kranken, die Oberin, um ihrem Schwesternkreis Sonne zu geben, ohne die weder Pflanze noch Mensch sich zu entwickeln, zu gedeihen vermag.

Nichts ist geeigneter, gleichmäßig heitere Stimmung aufrecht zu erhalten, als ausfüllende Arbeit und Tüchtigkeit im Beruf.

Befriedigende Tätigkeit, reines, selbstloses, edles Streben wirken belebend, stählend auf Seele und Körper, wie die Sonne, die selbst Bakterien unschädlich macht. Arbeit und Streben sind imstande, Unzufriedenheit und Selbstsucht zu vernichten, Müßiggang fördert sie. Schaffenskraft und Schaffensfreude bringt Harmonie, die sich schon äußerlich im ganzen Wesen, selbst im Gesichtsausdruck ausprägt und wohltuend von der Umgebung empfunden wird, anziehend auf sie wirkt und sie gewinnt ohne Worte.

Die Arbeit, die uns ausfüllt und beglückt, macht

stark, macht besser, weil sie uns über Schweres hinweghilft, uns über unser kleines „Ich" hinaushebt.

„Arbeit, die wir gern tun, heilt den Schmerz."
(Shakespeare.)

Der Erfolg, den wir in der Arbeit haben, hebt und
feuert an. Damit wächst die Leistungsfähigkeit, mit
ihr das köstliche Kraftbewußtsein, das Hindernisse mit
Leichtigkeit nehmen, Schwierigkeiten spielend überwinden hilft. „Der Erfolg entsteht aus dem Kampf
mit Schwierigkeiten. Gäbe es keine Schwierigkeiten,
so gäbe es keinen Erfolg. In der Notwendigkeit, sich
anzustrengen, finden wir die Hauptquelle menschlichen
Fortschritts." (Smiles.) Durch ernste Tätigkeit werden
wir zu gesunden, zielbewußten Menschen erzogen.
Arbeit ist die große Lehrmeisterin unseres Lebens, die
eindringlichste Moralkündigerin. Arbeitsgewöhnung ist
eines der wichtigsten Erziehungsmittel. Wir lernen
durch sie Geduld, Ausdauer, Zuverlässigkeit.

Durch zielbewußte Arbeit werden unsere ganzen
Gaben und Fähigkeiten auf einen Punkt eingestellt
und etwas Ganzes, Einheitliches wird erreicht.

Aufmerksamkeit, Pünktlichkeit, die richtige Anpassung und das stetige Aushalten in der Arbeitsgemeinschaft, die Beharrlichkeit in der Verfolgung des
gesteckten Ziels, die Energie, die nicht nachläßt, bis sie
ihr Arbeitsgebiet und sich selbst in ihm beherrscht,
sind die grundlegenden Eigenschaften, auf denen die
Brauchbarkeit und der Erfolg in jeder Arbeit und besonders in der Krankenpflegetätigkeit beruht. Eine

Schwester, die diese Eigenschaften nicht zeigt und nicht mit einer Anlage zur Herzensfreudigkeit begabt ist, paßt nicht zur Oberin.

Gewöhnung und Übung wird zum Meister machen. Dazu gehört aber die rechte Disziplin, ohne die keine Arbeit gedeiht.

> „Der Mesnch ist nur durch sie Mensch, darum sei gesegnet, wer seine Arbeit gefunden hat, er möge keinen anderen Segen verlangen." (Carlyle.)

Wir werden unser Bestes da leisten, wo wir alle unsere Fähigkeiten möglichst ausgiebig verwerten können, wo unsere Stärke liegt, wo wir unsere Ideale zu verwirklichen hoffen, uns also in der Arbeit selbst am reichsten weiterentwickeln. Das sollte jede Oberin zu erziehlichen Zwecken im Auge behalten und jede Schwester in der Arbeit an den Platz stellen, wo diese Gesichtspunkte gewährleistet sind.

Unsere Arbeit, jede kleinste Betätigung in ihr, wird ein getreues Abbild unseres inneren Menschen sein.

Je stärker, je besser, je größer er ist, um so reicher wird die Lebensarbeit sein, um so tiefer, nachhaltiger, um so segensreicher unser Einfluß auf unsere Umgebung.

Damit setzt die große Verantwortung in der Erziehungsarbeit ein.

Von der Einsicht, der Güte, der Selbstbeherrschung des Erziehenden hängen die Erziehungsresultate zu einem bedeutenden Teile ab. Je besser der Erzieher, um so reicher die Erziehungsfrüchte.

Ist Erziehung schon an und für sich die schwierigste Aufgabe für den denkenden und sich der Verantwortung bewußten Erzieher, so wird sie doppelt schwierig, wenn es sich nicht um Kinder handelt, sondern um Erwachsene, die oft nicht erzogen, vielmehr manchmal verzogen sind. Sie gehen mit selbständigen Anschauungen und als mehr oder weniger ausgeprägte Charaktere an die Berufsarbeit, für deren von der bisherigen Lebensauffassung so verschiedenen Anforderungen sie erst durch die Oberin und die Schwesterngemeinschaft erzogen werden müssen. Dann erst können sie vor Aufgaben gestellt werden, die einer so hohen inneren Entwicklung bedürfen, wie die Schwesternaufgabe sie ihrer höchsten Auffassung nach verlangt.

Die Berufserziehung wird die Fundamente aufrichten, auf denen sich das Berufsleben aufzubauen hat.

Die rechten Grundmauern muß die Jugenderziehung gelegt haben. Je besser sie war, um so leichter wird die Erziehung zu den allgemeinen und ethischen Berufspflichten werden.

Den Wunsch, zu dienen, der das Motiv für die Schwestern- und Oberinnenarbeit sein sollte, nennt Lhotzky ein Vorrecht und Lebensbedürfnis des höherstehenden Geistes.

Um zu dessen Entwicklung bei den Schwestern zu führen, müssen alle höheren Eigenschaften ihrer Natur herausgelockt werden.

Das Streben, der Drang nach innerer Vervollkommnung, der das eigene Ich überwindet, muß geweckt werden. Der höchste geistige Trieb, die selbstlose Liebe muß in ihnen zur vollen Entwicklung kommen, indem man sie die Wahrheit dessen erleben läßt, was man sie lehrt, wozu man sie führen möchte.

Die dienende Fürsorge der Oberin für ihre Schwesternschar und eigne treuste Pflichterfüllung wird die besten Erziehungsfrüchte zeitigen.

Wenn sie nie müde in ihren vielfachen Pflichten wird, immer die erste und die letzte auf dem Platz ist, für alle ein offenes Auge, ein warmes Herz und eine hilfsbereite Hand hat, sich nie scheut, voll für sie einzustehen, wenn es gilt, ihre Rechte zu vertreten, ihnen zu nützen, wenn sie stets von der gleichen Berufsfreudigkeit getragen bleibt, dann lernen auch die ihr anvertrauten Schwestern über ihr Ich und dessen eigennützige Forderungen hinauszuwachsen in uneigennütziger Betätigung für alles, was sie umgibt. Zuerst aus dem natürlichen Nachahmungstrieb, der auf das Beispiel einsetzt, bei fortschreitender innerer Entwicklung aber durch eigne Überlegung. Unter solcher Erziehung gelangen sie dann zum Erleben der großen Wahrheit, daß selbstlose Hingabe an die Pflicht das reinste Glück und die dauerndste Befriedigung gewährleistet. Und diese Befriedigung macht froh und stark.

Zur Arbeit an sich selbst, zum Zusammenraffen, Sich-Anstrengen, zum Überwinden von Schwierigkeiten mit zäher Ausdauer muß die Oberin erziehen. Keine Arbeit scheuen, große Ansprüche an sich selbst, aber nie persönliche Ansprüche in den Vordergrund zu

stellen, wird die Oberin lehren. Nicht durch Reden
wird sie das erreichen, aber durch Vorleben, das über-
zeugt und fortreißt. „Das Vorbild ist eine Kraft, die
von Mensch zu Menschen überströmt, eine Art An-
steckungsstoff zum Guten oder Bösen. Darin beruht
hauptsächlich sein wunderbarer Einfluß." (Wagner.)
Der Schwerpunkt darf nicht nur im Reden von Idealen
liegen, im Sehnen nach ihnen, sondern in der Verwirklichung derselben, jedes an seinem Platz. Jeder, der
nicht nur vegetiert, sondern lebt und strebt, ist erfüllt
von Sehnsucht nach Besserem, Höherem, Bestem.
Diese Sehnsucht ist der Funke, der unter der Asche
glimmt, das göttliche Saatkorn in uns, das zum Keimen
drängt, das Kostbarste im Menschen, das sich entfalten will und uns zum ganzen Menschen erstehen läßt.
Das Verständnis dafür muß in der werdenden Schwester
geweckt werden, dadurch, daß höhere Gefühle in steter
Übung gehalten, durch Ideale gepflegt und niedere
Regungen bezwungen, unterdrückt werden. Die
Schwestern müssen gelehrt werden, sich überall Glücksmöglichkeiten, Erhebendes, Befreiendes zu schaffen,
indem sie in ihrer Umgebung überall das Gute und
Schöne, nicht das Häßliche sehen lernen. „Es ist das
Zeichen eines aktiven, hochentwickelten Geistes, daß
er Nutzen, Zweck und Güte wahrnimmt, wo andere
nur Leere und Schlechtigkeit sehen." „Die Erziehung
ist die beste, die dem Körper und der Seele alle Schönheit und Vollkommenheit verleiht, deren sie fähig
sind." (Plato.)

Der Erwachsene bedarf verschiedener geistiger Nahrung, wenn er reiche Früchte tragen soll. Nicht nur der Geist muß sich entfalten, die edelsten inneren Gemütsanlagen müssen vor allem zur Entwicklung, zur Betätigung gelangen. Je mehr wir innerlich weiterkommen, um so feiner, vertiefter, gesteigerter wird unser Innenleben, um so unabhängiger werden wir von wertlosen Äußerlichkeiten. Je feiner die Allgemeinbildung, je höher die Kulturstufe, um so mehr werden uns die Augen geöffnet für alle Schönheit, für wahre Werte, für Liebe, Wahrheit und Reinheit. Wir mögen das Schöne mit den leiblichen Augen wahrnehmen oder mit der Seele aufnehmen und empfinden.

Unser Glaube an Großes und Gutes wird uns zwingen, unser Leben in seinen Dienst zu stellen. Damit werden wir auch unsere Umgebung zum Empfinden, zur Hingebung an objektive, große Lebenswerte führen können.

„Je mehr wir Schönes gewahr werden in der Natur, im Leben, im Menschen, im Kinde, in der Arbeit, in der Ruhe, in der äußeren und inneren Welt, desto mehr erleben wir von Gott.“

Jedes Erleben Gottes aber ist eine Weiterentwicklung, ein Sprossen des Göttlichen in uns; deshalb sollen wir auch in der Berufserziehung den erzieherischen Wert des Schönen richtig einschätzen und benutzen.

Wer für das Schöne empfänglich ist und es liebt, wem es inneres Bedürfnis ist, der ist mehr gefeit gegen das Böse, ist der Versuchung weniger ausgesetzt. Er ist unfähiger zu unschönen Gesinnungen, häßlichen Handlungen. Auch über den, der selbst äußerer Schönheit entbehrt, legen Selbstlosigkeit, Güte, Frohsinn, Frische, Zufriedenheit und Geduld einen Abglanz ihrer eigenen Schönheit; verklärt von ihnen wird er zu einer Lichtquelle für seine Umgebung werden. Der unvergängliche innere Schatz, den wir durch Arbeit an uns sammeln, der selbstlose rechtschaffene Charakter, der andern das Leben leicht und licht macht, ist auch Schönheit.

Die innere Schönheit wird immer über die äußere siegen, weil sie nicht vergänglich ist, wie diese, weil sie nicht die Gefahr mit sich bringt, in Äußerlichkeit zu verflachen wie die äußere Schönheit, die keiner inneren Betätigung zu ihrer Wirkung bedarf.

Der Schönheitssinn braucht nicht angeboren zu sein, er kann auch anerzogen werden durch Gewöhnung. Das Kind, das in schöner häuslicher Umgebung aufwächst, nimmt ein Schönheitsbedürfnis ins spätere Leben mit; versteht es, sich Schönheit in der Umgebung zu schaffen, bedarf ihrer; sie ist ihm Lebensbedürfnis. Wie das Bild durch den Rahmen, wird der Mensch in gewissem Grade durch seine Umgebung eingefaßt, geformt, bis er hineinpaßt. Er fügt sich in die Einfassung, nimmt ihre Gestalt an. Dieses Anpassungsvermögen, das der Frau besonders eigen ist, soll die Oberin durch die häusliche Umgebung, die sie den Schwestern schafft, durch den Geist, der im Hause herrscht, erzieherisch ausnutzen. Das gewisse vornehme, feine

Gepräge unserer Umgebung färbt nicht weniger ab, als das gewöhnliche, unfeine.

Durch Gewöhnung an geschmackvolle, stimmungsvolle Umgebung, den Sinn für die vielen kleinen Hilfsmittel, die sie schaffen helfen, den feinen gebildeten Verkehrston und seine erzieherische Wirkung durch den gewissen Zwang, den er auferlegt, wird die Oberin häßliche Gewohnheiten eindämmen. Das Schönheitsempfinden wird sie wecken können, auch in der Erwachsenen, Schönheitsbedürfnis auch der noch angewöhnen können, deren häuslicher Erziehung es hieran gefehlt hat. Sie können lernen an billigem Tand und buntem Kram, an unnützen, geschmacklosen Handarbeiten als Zimmerschmuck keine Freude mehr zu finden und Sinn zu gewinnen für feine Farbenzusammenstellung, schöne Formen, hübsche Bilder, gemütliche Einrichtung, für gediegene Sachen bei aller gebotenen Einfachheit. Sie müssen lernen, sich ihrer Lebens- und Berufsstellung auch in der Geschmacksrichtung anzupassen, um nicht aus dem Rahmen zu fallen. Der Sinn für gute Sachen würde richtig empfindende Schwestern nie veranlassen, sich elegante Wäsche mit Spitzen, Stickereigarnitur und bunten Bändchen, durchbrochene Strümpfe anzulegen, oder ihre Bettwäsche mit Spitzen zu verzieren, weil solche Dinge bei ihr unpassend und als gewisse unangebrachte Koketterie, die zu dem ernsten Beruf nicht paßt, peinlich wirken müßten.

Elegante, hochmoderne Sachen wirken an der Schwester unpassend, weil sie nicht mit der schlichten

Tracht harmonieren. Gut und solide sollte aber alles sein, was sie benutzt. Sie kann ihrem Schönheitsempfinden nach anderer Richtung Ausdruck geben.

Der Kampf gegen schlechte Gewohnheiten wird einen wichtigen Teil der erzieherischen Arbeit der Oberin bilden, in dem sie Siegerin bleiben muß, dadurch daß sie gute Gewohnheiten an ihre Stelle zu pflanzen, die schlechten mit ihnen zu bekämpfen sucht.

Die richtige Erziehung durch die Oberin, vor allem die nimmermüde Geduld und Nachsicht in ihr, wird der Schwester eine Stütze bieten, bis sie eigne Sicherheit gewonnen hat. Wohl immer wird es gelingen, Unvollkommenheiten, wenn auch nicht ganz zu beseitigen, so doch durch rechte Erziehung zu vermindern. Schlechte Gewohnheiten nisten sich schnell ein, ziehen andere nach sich, stecken an. Je öfter eine Handlung wiederholt wird, um so leichter wird sie, um so natürlicher kommt sie uns, bis wir ihr ganz verfallen sind. Darum heißt es, solange Zeit ist, solange wir nicht zu alt sind, energisch mit aller Willensstärke dagegen angehen. Der erste Schritt auf einer falschen Bahn reißt die Schutzwehr ein, die den guten vom verderblichen Wege trennt.

Läßt man sich nicht verlocken und bleibt fest, ist die Hauptgefahr überwunden. Auch bei der Gewöhnung zum Guten heißt es: „ce n'est que le premier pas qui coûte." Die zweite Selbstüberwindung fällt weniger schwer als die erste, bis endlich das Rechte mühelos erreicht wird. „Bedenke, daß die Macht der Gewohnheit eine Einrichtung der menschlichen Natur ist, die wir dazu benutzen sollen, alles, was uns das Leben zu tun gibt, leichter und wirksamer zu tun."

Aus Gewohnheiten setzt sich schließlich unser ganzer Charakter zusammen und unsere guten Gewohnheiten sind auf Selbstzucht gegründet.

Vier gute Gewohnheiten kommen für die Schwester und für die Oberin besonders in Frage: alles mit Pünktlichkeit, mit Gründlichkeit, mit Überlegung und ohne Aufschub zu tun. Sie zu beherrschen muß die Oberin sich und ihre Pflegebefohlenen erziehen. Mit ruhiger, gleichbleibender Festigkeit, an der Widerspruch und Unbotmäßigkeit wie an einer Mauer abprallen, wird sie am weitesten kommen. Zielbewußte Entschlossenheit erweckt Achtung, aber auch Vertrauen. Die Oberin, die ausführt und durchzusetzen versteht, was sie sich vornimmt, die steht und fällt mit dem, was sie für recht hält, wird um ihre Autorität nicht zu sorgen haben und auch nicht um den Erfolg ihrer Arbeit. Sie wird aber gerade in ihrem schweren Amt scharf zu unterscheiden haben zwischen Entschlußfähigkeit und Eigensinn, den sie vor allem zu vermeiden hat. Er ist nur ein Festhalten am gefaßten Entschluß, gleichviel ob er vernünftig ist oder nicht, also wertlos und bei ernster Arbeit störend und hindernd. Für die Tätigkeit von Oberin und Schwester ist es gleich wichtig, daß sie sich und andern auch einzugestehen vermögen, wenn und daß sie sich geirrt haben und nicht auf einem Entschluß lediglich beharren aus Selbstherrlichkeit. Auch hierzu gehört Selbstverleugnung.

Beharrlichkeit hält am Gewollten aus Überzeugung mit zäher Ausdauer fest, überwindet alle Widerstände und Schwierigkeiten, bis das Erstrebte erreicht ist.

Entschlußfähigkeit nach reiflichem Abwägen kennt keinen Aufschub. Sie gründet sich auf zielbewußten Willen, der seiner sicher ist, sich durchsetzt, sich auf sich selbst verlassen kann, sich im Zaume hält und beherrschen kann, weil er richtig erzogen ist. Durch Entschlossenheit spart man Zeit und Kraft, verschafft sich Achtung und Geltung. Der Nebenmensch fühlt das Rückgrat und richtet sich danach.

Die Gewohnheit, entschlossen zu handeln, gibt Vertrauen zur eigenen Urteilskraft und macht unabhängig.

Unentschlossenheit dagegen macht abhängig von anderer Meinung, ist jedem Einfluß zugänglich, hat keine Gewalt über sich. Sie ist ein Zeichen von innerer Unsicherheit und Unfreiheit und erregt Mißtrauen gegen das eigene Können. Vor Zaudern und Schwanken kommt sie nie zum Ziel, macht also ungeeignet zu verantwortlicher, weit und vorausblickender Arbeit, untauglich zum Führer- und Erzieheramt. Wer keinen Willen hat, ist immer ratlos!

Frei von Schwäche und Unentschlossenheit wird sein, wer sich gewöhnt, im alltäglichen Leben frischen Mut zu schnellem Handeln zu finden. Festen Mut muß er behalten können zum Ertragen dessen, was das Leben an Schwerem, an Schwierigkeiten bringt, sie nicht zu umgehen suchen, sondern mit ihnen ringen, sie zu bewältigen streben, frohen Mut soll er finden, ehrlich zu sein, nie mehr scheinen zu wollen, als er ist, wahr zu sein und offen. Zur Wahrhaftigkeit wird er auch seine Umgebung am besten durch sein Beispiel, durch Freundlichkeit und Vertrauen erziehen.

> „Dein Wert liegt im Sein, nicht im Scheinen,
> Im Wirken stets ohne zu ruhn,
> Was heute sich bietet im Kleinen,
> Nicht im Träumen einst Großes zu tun.
> Entbehrt auch im wirren Getriebe
> Die Menschheit der Einsicht des Lichts,
> Nichts Edleres gibt es als Liebe,
> Wie Wahrheit so königlich nichts.“
>
> (A. Carey.)

Die grundlegende erzieherische Aufgabe der Oberin bei ihrer aus allen Bildungsklassen zusammengesetzten Schwesternschar und dem immerhin starken Prozentsatz solcher Glieder, die noch der allgemeinen Erziehung bedürfen, wird die Gewöhnung an gute Umgangsformen sein, nach denen das Bildungsniveau zuerst eingeschätzt wird.

Um der Schwester die Stellung zu sichern, die dem ethischen Wert ihrer Arbeit entspricht, und der Würde der Gemeinschaft, deren Glied sie ist, wird man sie auch mit der äußerlichen Ausrüstung zu versehen haben, die diese Stellung beansprucht, dem äußeren Schliff. Mitbringen wird ihn nur das Mädchen mit sorgfältiger häuslicher Erziehung und höherer Bildung. Wir können und wollen aber die schlichten Mädchen der unteren Stände mit dem oft reichen Gemüt, der Arbeitsgewöhnung und meist auch der besseren körperlichen Eignung für sie nicht ganz missen. Hier liegt ein reiches und dankbares Feld der Erziehungstätigkeit für die Oberin, bei der ausgesprochenen Bildungsfähigkeit des weiblichen Geschlechts.

Zu einem zweischneidigen Schwert kann jedoch der Erziehungsschliff bei der Schwester werden, wenn es nicht gelingt, auch ihr Innenleben auf eine höhere Stufe der Entwicklung zu bringen.

Die Beherrschung der Form darf nicht ein äußerer Lack bleiben, der den rohen Grundstoff zutage treten läßt, sobald sich Risse einstellen. Sie muß ein Abglanz des verfeinerten Innenlebens sein. Durch den rein oberflächlichen Lack entsteht leicht und meist die Selbsttäuschung, als wäre er mehr als nur ein Überzug. So gibt er oft Anlaß zu ungerechtfertigten Ansprüchen. Wie manche gelangt dadurch zu Damen-Ansprüchen, ohne Dame zu sein, und bietet in ihrem Auftreten das peinlichst wirkende Erzeugnis der Halbbildung, der inneren Verbildung. Sie bringt in eine schiefe Stellung zur Lebensumgebung und erzeugt Unzufriedenheit. Sie entwickelt Oberflächlichkeit, Eitelkeit, Überhebung, Hochmut. —

Auch auf Sparsamkeit wird die Oberin bei den Schwestern hinzuwirken haben, sie zum Zurücklegen von kleinen Ersparnissen immer wieder anregen müssen. Sie wird sie anhalten, sich nicht Bedürfnisse anzugewöhnen und großzuziehen, die ihren Geldmitteln und ihrer Stellung nicht entsprechen, sich auch nichts zu kaufen, was sie nicht bar bezahlen können. Zur Ordnung in ihren Privatangelegenheiten wird sie ermahnen, zur Buchführung über alle Ausgaben, schon um sich jederzeit Klarheit darüber schaffen zu können, nach welcher Richtung unnötig verausgabt worden ist. —

Mühsam und mürbe machend für die Oberin ist die stete Wiederholung des gleichen Programms in kleinen Varianten bei jedem politurbedürftigen Neuling.|

Mit die schwerste Aufgabe der Oberin, die vielleicht nicht hoch genug bewertet wird, ist jedoch das Opfer und die Entsagung, die für einen reichgebildeten Menschen, wie ihn das Oberinnenamt fordert, darin liegt, in einer Umgebung zu leben, die zum Teil unter der eigenen Bildungsstufe steht. Die gebildeten Elemente um sich zu scharen wäre ein Fehler, Verkennen einer heiligen Pflicht, eine Ungerechtigkeit und müßte als Zurücksetzung von den Bildungsbedürftigen empfunden werden, mit denen sie sich besonders zu beschäftigen, sie zu sich heranzuziehen hat, um sie zu fördern. Wie wenige haben das Verständnis dafür, was es heißt, in stetem Selbstbescheiden und Selbstverzicht das Tag aus Tag ein, Jahr aus Jahr ein immer wieder auf sich zu nehmen, und sich seine Berufsfreudigkeit, seine Berufsbegeisterung auch in Zeiten der Ermüdung davon unberührt zu erhalten.

Taktvoll wird die Oberin es vermeiden, die Neueintretende Erziehungslücken peinlich empfinden zu lassen. Unter vier Augen ist auf Formfehler im Wesen, beim Sprechen, in der Art sich zu bewegen, in den

Tischmanieren aufmerksam zu machen. Nicht weniger Mühe macht es, die Schwestern zur richtigen Art der Tischunterhaltung zu erziehen. Bei großem Kreis wird es zu empfehlen sein, die jüngsten Schwestern Zuhörerinnen sein zu lassen, um sie bescheidenes Zurücktreten in Gegenwart Älterer zu lehren, ihnen vorlautes Wesen, unfeines Sichbemerkbarmachen und ein mißverstandenes Betonen ihrer Persönlichkeit, die meist noch keine ist, abzugewöhnen, auch um einen unfeinen, lauten Ton während der Mahlzeit zu vermeiden.

Den älteren Schwestern wird die Oberin gut tun, die Beteiligung an anregender, ungezwungener Tischunterhaltung als Pflicht jedes gebildeten Menschen bei gemeinsamer Mahlzeit ans Herz zu legen. Andere ausreden lassen, nicht immer von sich sprechen, nicht dienstliche Unannehmlichkeiten bei Tisch zu erörtern, werden sie dabei zu beherzigen haben.

Wenn die Oberin auch die Tischunterhaltung unmerklich zu leiten und auf der Höhe zu halten, die Schwestern in diesen Stunden des Zusammenseins anzuregen hat, sollte ihr nicht die ganze Last der Unterhaltung allein überlassen bleiben, schon nicht, um sie das schlechte Beispiel geben zu lassen, daß unter vielen nur eine das Wort führt. Dann aber auch, um sie zu entlasten. Wert wird die Oberin darauf legen müssen, daß ihre Schwestern die Gesichtspunkte für einen gutgedeckten Tisch kennen und schätzen lernen. Blumen auf dem Tisch sollten sie als Schönheitsbedürfnis empfinden, um es ihren Kranken zu befriedigen. Sie sollen

zu dem Verständnis kommen, daß ein Butterbrot an
sorgfältig gedecktem Tisch, von sauberem Tischtuch
besser schmeckt, als ein Fasan an nachlässig ge-
deckter Tafel. Das erste gibt Appetit, das zweite
nimmt ihn.

Die Oberin beobachte ihre Schwestern bei Tisch
scharf aber unmerklich, gebe ihnen die nötigen Ver-
haltungsmaßregeln, auch was glatte Haare und saubere
Hände bei Tisch betrifft, dann unter vier Augen unter
dem Hinweis darauf, daß sie bei Unsicherheit im Benehmen ihre älteren Mitschwestern beobachten, es
ihnen nachmachen sollen. Dazu muß man eines gut-
erzogenen Stammes sicher sein. Wie in einer kinder-
reichen Familie, erzieht in einer zahlreichen Schwesternschaft das guterzogene Älteste die Jüngeren durch
natürliche Gewöhnung, durch das Vorbild.

Nie wird die Oberin ein Sichgehenlassen, einen
anderen als gebildeten Verkehrston im Hause gestatten
dürfen. Auf Beobachtung natürlicher, guter Formen wird
sie halten, nicht nur den Vorgesetzten gegenüber, sondern
auch untereinander, auch wenn sie unbeobachtet sind.

Der Prüfstein für gute Manieren ist immer der
Verkehr mit Hausgenossen. Schlechte Manieren sind
für gut erzogene Menschen eine Pein. Ecken und Kanten
im Wesen, die die Güte und Anständigkeit eines Charakters nicht voll zur Geltung kommen lassen, müssen
durch Übung abgeschliffen werden. Sinnesart und Benehmen müssen zu einem harmonischen Ganzen verschmelzen, dann sind wir liebenswürdig, wirken wohl-

tuend und gewinnen Einfluß. Es sind Eigenschaften, die wir an der rechten Schwester nicht missen können, zu deren Besitz sie alle erzogen werden müssen. Höflichkeit ist das Öl, das in der Maschine die Reibung mildert. (Bismarck.)

Trotzdem die Oberin Mitschwester ist, sollen die Schwestern dazu angehalten werden, ihr als ihrer Führerin, Mutter und Erzieherin die schuldige Rücksicht und Ehrerbietung zu zollen, die sie älteren Menschen schulden. Eine Sache des Taktes wird es für eine an Jahren jüngere Oberin sein, das richtige Verhältnis zu älteren Schwestern zu schaffen. Hat sie das nötige geistige Übergewicht und das rechte Feinempfinden, wird auch diese Schwierigkeit überwunden, wenn guter Wille auf beiden Seiten vorhanden ist. Sie wird Gelegenheit haben, die jungen Schwestern im täglichen Verkehr mit ihr an die bescheidene, verbindliche Art des Grußes, des Händedrucks, der Verbeugung, der Anrede, des Aufstehens bei derselben zu gewöhnen, die überall die gute Erziehung fordert und die sie außerhalb des Hauses erkennen läßt. Auf die Notwendigkeit leisen Türschließens wird die Oberin die Schwestern schon für ihren Krankenpflegedienst immer wieder aufmerksam machen.

Selbstverständlich darf die Oberin Geschenke der Schwestern nicht annehmen, wenn es nicht selbstgepflückte Blumen sind. In ihrer weithin sichtbaren Stellung unter den Schwestern darf sie sich nach keiner Richtung festlegen.

Sie muß auch ungebildeten und unfeinen Elementen
die Möglichkeit nehmen, Geschenke in Verbindung mit
Vorteilen für die Schenkenden zu bringen. Die Gelegenheit, ihr eine Freude zu machen, die kein Geld kostet
und wertvoller ist, weil sie innere Leistungen fordert,
hat jede Schwester, indem sie den Anordnungen der
Oberin folgt und eine Schwester nach ihrem Herzen
zu werden sucht.

In ihr Erziehungsprogramm wird die Oberin die
Kunst aufnehmen müssen, sich anpassen zu lernen, um
ein harmonisches Zusammenleben zu schaffen. Die
Gefühle anderer nicht zu verletzen, in angeborenem
oder anzuerziehendem Taktgefühl, dazu alle die Kleinigkeiten zu üben, die das gemeinsame Leben erleichtern,
kleine Gefälligkeiten, kleine und große Rücksichten auf
die Umgebung nehmen zu lernen ist hierzu wichtig.
Für das Lehrjahr werden gemeinschaftliche Schlafräume erziehlich wirken nach der Richtung der Rück-
sichtnahme aufeinander bei Lüftung und Auslöschen
des Lichtes, aber auch nach der Richtung persönlicher
Sauberkeit, Haarpflege usw.

Auch in ihrer stets vorschriftsmäßigen Tracht und
Haartracht wird die Oberin den Schwestern ein gutes
Beispiel geben. Zur Unterstützung der notwendigen
Ordnung und Instandhaltung ihrer Garderobe, durch
die geschont und gespart wird, kann sie wöchentlich
gemeinsame Flickabende besonders für die jungen Schwestern einrichten, bei denen vorgelesen wird, vor Weih-
nachten auch Handarbeiten verfertigt werden können.

Sie wird die Schwestern darauf hinweisen, daß die
äußere Genauigkeit in der Tracht ihre Rückwirkung
auf das Innere nicht verfehlt und zu innerer Straffheit
verhilft, deshalb erzieherischen Zweck hat. Kein inner-
lich gefestigter Mensch wird äußeres Sichgehenlassen,
Schlaffheit zeigen, weder in der Kleidung noch in der
Haltung. Schon sein Schritt wird Energie kundtun.
Das Äußere ist ein Spiegel des Innern. — Wie der Wert
der Perlenkette steigt, wenn jede Perle in Form und
Farbe der andern möglichst ähnlich ist, so zeigt die
Schwesternschaft, in der jedes Glied dem andern äußer-
lich vollkommen gleicht und der Vorschrift folgt, den
Grad der straffen Disziplin und damit den Wert ihrer
Organisation.

Die Oberin wird darum keine Schablonen prägen
wollen, sondern bei voller Erhaltung und Entwicklung
der Eigenart zur nötigen äußeren und inneren Straffheit erziehen.

Gott hat die Menschen verschieden geschaffen, nicht
ihn zu verbessern ist die Aufgabe der Erziehung. Sie
soll bewahren und zu voller, harmonischer Entwicklung
des Guten führen.

„Jede individuelle Natur hat ihre Schönheit." (Emerson.) Sie soll auch bei der Schwester zu ihrem vollen
Recht kommen. —

Zur Disziplin gehört auch die Einhaltung strengster
Pünktlichkeit, die für den Schwesterndienst Grundbedingung ist, also durch Übung zur Gewohnheit
werden und rein automatisch einsetzen muß. Auch

hier sind die Schwestern darauf hinzuweisen, daß es nicht auf die paar Minuten ankommt, die die Schwester zur Arbeit, zur Andacht oder zum Essen zu spät kommt, oder die Mahlzeit verspätet angerichtet wird. Aber darauf kommt es an, daß Unpünktlichkeit Mangel an Pflichtgefühl, an Zuverlässigkeit und Selbstzucht erkennen läßt. Daß alle Disziplin ein Hilfsmittel zur Übung und Erreichung innerer Tugenden sein soll, durch Aneignung guter Gewohnheiten, wird immer wieder von der Erziehenden betont werden müssen.

Vergeßlichkeit wird die Oberin den Schwestern abgewöhnen, indem sie sie dazu anleitet, sich auf das Nächstliegende, ihre Berufspflichten, zu konzentrieren. Sie wird darauf halten, daß die Lehrschwestern, wenn sie morgens ihr Zimmer verlassen, mit allem Nötigen versehen und dienstfähig sind, nicht die Hälfte liegen lassen, dieses und jenes nachträglich holen müssen. Um sie darin zu überwachen, wird sie das Wiederbetreten der Schlafräume nach der Andacht erst nach vorheriger Meldung bei ihr gestatten und damit einen heilsamen Druck auf das nötige Zusammenhalten der Gedanken ausüben und das Ehrgefühl wecken. Zur Ordnung, zur Sauberkeit müssen die Schwestern im Kranken-, im Mutter- und Schwesternhaus angehalten werden, in der richtigen Versorgung ihrer gemeinsamen Schlafräume. Jede Bewohnerin muß ihre bestimmte Pflicht haben, diese Pflichten sollen wöchentlich wechseln.

Die Oberin wird ihre gut und schlecht erzogenen, ihre oberflächlichen und gewissenhaften Schwestern schon in den Schlafräumen feststellen können. Sie wird gut tun, ihnen nicht zu verhehlen, daß ihre Beurteilung und auch die Arbeitsverteilung mit abhängt von der Treue in den kleinen häuslichen Pflichten. Sie wird sie dazu anhalten, mit dem Vereinseigentum sorgsam umzugehen, als anvertrautes Gut. Die gute oder mangelhafte häusliche Erziehung der Schwestern wird auch hierbei deutlich zutage treten. Die Organisation des Hauses, die tadellose Ordnung, Sauberkeit und Pünktlichkeit in demselben muß vorbildlich auf die Schwestern wirken und sie zur Arbeit außerhalb erziehen. —

Durch ihr Beispiel wird die Oberin ihre Schwestern den Wert der Zeit lehren und sie gewohnheitsmäßig zur rechten Ausnutzung derselben erziehen. Richtige Zeiteinteilung und ihre gute Verwendung gehört zur wahren Bildung. Das Leben ist kurz. Die Spanne Zeit, in der der Mensch bewußt, nach erlangter Reife seiner Entwicklung, der Ausgestaltung seiner Lebensarbeit lebt, noch kürzer. Keine Minute, die wir verlieren, ist nachzuholen, keine kehrt wieder. Darum ist jede kostbar.

> „Was du von der Minute ausgeschlagen,
> Bringt keine Ewigkeit zurück."   (Schiller.)

Was alles läßt sich in den Lauf des Tages einschieben, wenn keine Minute unbenutzt verstreicht. Es ist ein wahres Wort, daß diejenigen über die meiste Zeit verfügen, die am meisten zu tun haben. Sie beherrschen die Kunst, keine Zeit zu verlieren. Das Trödeln ist ihnen fremd. Anstatt die Hände in den Schoß zu legen

in freien Augenblicken, kann man zur Zeitung greifen,
die einen über die Tagesereignisse auf dem Laufenden
hält, einen mit der Welt, die außer der Berufswelt liegt,
in der rechten Fühlung hält, was auch zur Allgemeinbildung gehört. Nur eine Seite aus einem guten Buch
kann inneren Schwung für die ganze weitere Tagesarbeit
geben. Sie bietet mehr als zehn Minuten überflüssiger
Rede über den lieben Nächsten in der Arbeitspause.
Eine Viertelstunde warmer Teilnahme für einen Trost-
bedürftigen, Entmutigten ist gut angewandte Zeit.

Nichts fällt einem in den Schoß, zu allem gilt es
die Hände, den Geist zu regen.

Zu allem gehört Betätigung, Arbeit und Arbeit
kostet Zeit. Die Oberin wird die stillen Stunden auf
ihren Revisionsreisen zu schriftlichen Arbeiten, die
langen Fahrten in der elektrischen Bahn von einem
Hospital zum andern, wenn sie ein großes Arbeitsfeld
zu übersehen hat, zum Lesen ausnützen, zu dem sie
bei großem Betrieb zu wenig kommt und das für sie
Notwendigkeit ist, um nicht geistig stille zu stehen.
Sie wird dadurch für Minuten, für Stunden von Sorgen,
die mit ihr auf die Reise gehen, abgelenkt, spart dadurch Kraft, wird erfrischt und gefördert. —

Durch Übung, rechte Selbsterziehung wird man
auch zu den kostbarsten Gütern gelangen können,
durch sein Vorbild andern dazu verhelfen können, sie
zu erringen, gut und zufrieden zu sein. Güte ist ein
sich selbst und dem Nächsten gerecht werden im höchsten Sinne, indem man ihm sein Bestes gibt. „Güte

ist wirkende Kraft. Ihre Betätigung ist eine große, schwere und schöne Kunst." (Ellen Key.) Sie wird uns am natürlichsten sein, wo sie entspringt und sich entwickelt, aus der Kraft innerer Erfahrung, inneren Erlebens, der Liebe und Güte Gottes, die unser ganzes Inneres erhellt und ihren Abglanz in jeder Lebensbetätigung findet.

Diese Güte wird sich zu allererst mit dem zufriedenen Sinn paaren, der sich genügen läßt an dem, was er hat, es nicht an dem mißt, was er andere genießen sieht und jederzeit im Gegebenen das Gute findet. —

Alle Erziehung durch die Oberin hat zum Ziel, für die beruflichen Anforderungen vorzubereiten und so auszurüsten, daß die Schwestern auch ohne ständige Kontrolle und Aufsicht befähigt werden in der Freiheit der Selbständigkeit, nicht in der Haltlosigkeit der Ungebundenheit, den rechten Weg zu finden und auf ihm zu bleiben.

Das eigene Pflichtgefühl und die selbständige Verantwortlichkeit sollen durch die Berufserziehung herangezogen werden, die Schule der Erfahrung wird das ihre tun. Jean Paul bemerkt: „Die feinste Politik sagt man, sei pas trop gouverner, das gilt auch für die Erziehung".

Sie soll die Beherrschung des gereiften Menschen anstreben, ohne den Zwang der äußeren Beherrschung durch Machtgebote der Oberin.

> „Wo sich das Strenge mit dem Zarten,
> Wo Starkes sich und Mildes paarten,
> Da gibt es einen guten Klang."   (Schiller.)

Diesen guten Klang soll es auch in der Erziehungsarbeit der Oberin geben durch Strenge und Milde zur
rechten Stunde. Sie vermeide zu viel Gebote und Verbote, führe notwendige aber unnachsichtlich durch.
Konsequenz schafft Respekt.

Sie mache es sich zur Pflicht, kleine Dinge nicht
zu schwer zu nehmen und ernste wichtig in ihrer Durchführung.

Strenge im gegebenen Momente stählt den Willen,
schafft Selbstzucht.

Bei der rechten Strenge ist immer Festigkeit und
Stetigkeit die Voraussetzung. Zu sicherer Leitung ist
ruhiges Vorgehen nötig und wichtig. Wer Aufwallungen
folgt, gibt sich gar zu leicht Blößen, unter denen die
Autorität leidet.

Milde macht die Unterordnung leichter. Gibt der
individuellen Entwicklung den nötigen Spielraum.

Lob und Tadel müssen zur richtigen Stunde ange-
wendet werden und an die richtige Adresse kommen,
um die gewünschte Wirkung zu erzielen, als Sporn zu
wirken. Die Mißbilligung soll nicht heftig geäußert,
nicht durch Erregung abgeschwächt werden, die persönlichen Ärger ausdrückt. In ruhiger Stunde kann
dann auf das Vorkommnis zurückgekommen und damit
größere Wirkung erzielt werden. Ein Tadel soll möglichst unter vier Augen ausgesprochen werden, vor
allem nie vor Untergebenen. Der Tadel in Gegenwart
anderer bildet seine schärfste Form. Er wird bei wenig
feinfühlenden Naturen bisweilen nicht zu umgehen

sein. Durch den Tadel unter vier Augen wird eher das Vertrauen gewonnen werden können und der Trotz nicht so leicht wachgerufen werden.

Das Ehrgefühl wird wach werden, wenn man bei übergangenen Verboten klarlegt, daß man mangelndes Verständnis für das Geforderte nicht annehmen kann und sicher ist, willige Unterstützung in der Durchführung notwendiger Anordnungen zu finden, die dem Ganzen nützen, auch wenn sie die einzelne beschränken. Die Oberin wird bei ehrgeizigen Naturen, die im Mitarbeiten mit andern leicht die Kollegialität über dem Ehrgeiz vergessen und immer die Ersten, die Besten sein wollen, darauf hinweisen müssen, daß die rechte Schwester die Arbeit um ihrer selbst willen tun muß. Das, was man leistet, erhält nicht seinen Wert durch die Meinung anderer darüber und durch äußere Anerkennung, sondern durch das, was sie andern nützt und durch den Wert, der in dem Geist liegt, in dem sie geschieht, durch die Freude und Befriedigung, die in ihrer Erfüllung liegt.

Die wirklich Tüchtigen werden dem krankhaften Ehrgeiz auch meist nicht so leicht verfallen, wohl eher die Mittelmäßigen, die von der Arbeitsbegeisterung, der Freude, dem Glück ihrer Arbeit nicht ausgefüllt sind, sondern des Weihrauchs, des Lobes anderer zu ihrer Befriedigung bedürfen.

Wo wenig Selbstvertrauen vorhanden ist, wird die Oberin es zu heben versuchen müssen, durch Hervorheben der starken und guten Seiten der Kleinmütigen, um ihnen zum Bewußtsein ihres Könnens und zum Glauben daran zu verhelfen, ohne den keine ersprießliche Arbeit denkbar ist.

Bei wenig Selbstvertrauen wird Tadel ängstlich und verzagt machen, da gilt es das Selbstbewußtsein zu heben durch Anerkennung auch kleinerer Leistungen.

Zu hüten hat sich die Erziehende vor unverdientem oder ungerechtem Lob und Tadel, die geeignet sind, die Autorität zu untergraben und schließlich zu vernichten, weil sie den Beweis erbringen, daß kein richtiges Urteil vorhanden ist und das Verständnis für denjenigen fehlt, an dem die Erziehung ausgeübt werden soll. Oder es gibt den Anschein, daß bei Lob und Tadel persönliche Gefühle, nicht sachliche Beurteilung der Leistungen die ausschlaggebende Stimme haben.

Die Oberin wird die Schwester dazu zu erziehen haben, Verweise in der richtigen Form aufzunehmen. Beleidigte Mienen und mürrisches Wesen wird sie keinesfalls dulden dürfen, sondern die Betreffenden darüber aufklären, daß das mindeste, was nach einem Verweis zu erfolgen hat, das Bestreben der Betreffenden ist, durch ihr Verhalten den Fehler vergessen zu machen. Es bedarf dabei nicht vieler Worte. Oft genügt ein Blick.

Zu überlegen wird sein, daß zu viel Tadeln leicht das Ehrgefühl abstumpft. Nachtragen wird die Oberin ihren Schwestern nichts dürfen, sobald sie ihren Fehler einräumen, er muß damit aus der Welt geschaffen sein.

Naturen, die sich ungern etwas sagen lassen, von

sich durchdrungen sind, ohne etwas zu können, gern etwas scheinen wollen, wird die Oberin gut tun, als Zeichen ihrer Mißbilligung kühl zu behandeln, bis sie sich auf sich selbst besonnnen haben.

Von dem Grade der Anhänglichkeit zur Erzieherin wird die Stärke des gefühlten Bedauerns bei Verfehlungen abhängen, darum wird die Oberin die wenigsten erzieherischen Schwierigkeiten haben, die ihren Schwestern imponiert, zu der sie hinaufsehen und die ihnen dabei doch innerlich nahe zu kommen versteht, die Oberin, die mit ihnen strebt, ihre Leistungen richtig einschätzt und damit das Beste aus ihnen herauszuholen versteht, die sie zu sich hinaufhebt, sie durch die Tiefe ihrer Berufsauffassung zu gleicher Betätigung zu begeistern versteht. Sie wird im Auge haben müssen, daß die Erziehungsarbeit ständiges, geistiges und inneres Wachstum von ihr fordert, um durch das Zusammenleben allein verfeinernd, veredelnd, bildend auf ihre Schwesternschar zu wirken.

> „Ich bin überzeugt, die beste Erziehung ist die, die wir uns selbst unbewußt im Gespräch mit solchen Menschen erwerben, die uns geistig überlegen sind.“
>
> (Bulwer.)

Die Erziehungsaufgabe stellt die größten Ansprüche an die Geduld der Oberin, ihre ausgiebige Kenntnis der menschlichen Natur, ihren Scharfblick und mitfühlendes Verständnis mit der Jugend. Dem dunklen Drang der heutigen Jugend, sich auszuleben, sich durchzusetzen, sich möglichst nichts sagen zu lassen, weil sie alles besser weiß, sich zur Geltung zu bringen, möglichst schnell etwas zu sein, noch ehe sie sich Zeit gelassen hat, etwas zu werden, wird sie Rechnung zu tragen haben.

Bei dem heutigen beliebten Betonen „Der Persönlichkeit" der jungen, oft noch nicht erzogenen Menschen wird sie gut tun, sie darauf hinzuweisen, daß sie fertige Persönlichkeiten erst durch ihre Leistungen im Leben werden sollen und es dann keines Betonens ihres Ich bedarf, weil jede Leistung die Persönlichkeit kennzeichnet. Auf der Basis von Pflichtgefühl und Disziplin wird sie die Schwestern auf den richtigen Weg zu bringen haben und ihnen dann die Möglichkeit freier Entwicklung zu sichern suchen, die sie zur persönlichen Freiheit reif macht, um dem Drang der Jugend nach Freiheit gerecht zu werden und doch die Gewähr innerer Werte zu schaffen.

Im rechten Sinn geübt, wird die Erziehungsarbeit an den Schwestern zur Schule der höheren Erziehung für die Oberin selbst und somit zu einem doppelten Segen werden.

Sie wird ihre Erziehungsaufgabe, die ihr die Leitung und Führung, ja auch die Herrschaft über so viele junge, strebende Menschen in die Hand gibt, im Sinne des Philosophen Paulsen aufzufassen haben:

> „Alle Herrschaft über Menschen ist vormundschaftliche Herrschaft, ihre Aufgabe, die Untergebenen zu selbständiger Einsicht und selbständigem Wollen des Rechten und Guten zu führen."

Die Oberin als Lehrerin.

Lehren ist eine Kunst. Künstler sind von Gottes Gnaden. Auch für diesen wichtigen Teil ihres Amtes wird die Oberin natürliche Begabung mitzubringen haben, der gute Wille allein tut es nicht. Die Begabung muß bei der Schwester festgestellt sein, ehe sie zur Oberin in Aussicht genommen wird. Die Lehrende soll den Lehrstoff beherrschen, theoretische Kenntnisse besitzen, über nötige Vorbildung und Übung im Unterrichten also über praktische Erfahrung verfügen. Wichtig für ihr Lehramt ist die Freude am Lehren, das lebendige Interesse an dem, was sie zu lehren hat, um zu fesseln, anzuspornen.

Durch den Unterricht soll die Berufsbildung und Allgemeinbildung gefördert werden. Die Fähigkeiten sollen entwickelt werden, die praktischen und ethischen Berufsaufgaben zu verstehen und zu lösen. Ein gewisser Bildungsgrad muß für den Krankenpflegeberuf gefordert werden, auf eine bestimmte Stufe müssen sie alle gebracht werden. Die obere Grenze bleibt unbeschränkt, je höher sie sich hinauferstreckt, um so reicher wird die Arbeit sein.

Guter Unterricht vermittelt Kenntnisse.

Die Unterrichtsfächer sind nur Bildungsmittel für den Geist, wie die Nahrungsmittel für den Leib. Nur Kenntnisse können von außen beigebracht werden, nicht Bildung. Die Bildung entsteht erst durch Gestaltung einer eigenen inneren Welt, durch Wachstum des inneren Menschen.

Wenn das von außen Aufgenommene geistig angeeignet, innerlich richtig verarbeitet worden ist, dann erst dient es zur Bildung. Darum wird wirkliche Bildung nur erreicht werden, wo das Gebotene die Begabung und Aufnahmefähigkeit nicht übersteigt.

Nur dann wird es willig aufgenommen und nutzbringend verwertet.

Gelingt die Anpassung des Stoffes an die Aufnahmefähigkeit nicht, wird nur angelerntes, unverdautes Wissen erreicht, das weder eigene Anschauungen, noch eignes Urteil gibt, Oberflächlichkeit begünstigt und zur Halbbildung führt.

> „Wohlgebildet ist, wer mit klarem Blick und sicherem Urteil in seiner Lebensumgebung steht und sich mit festem Willen in ihr behauptet und wirkt."
>
> (Paulsen.)

Zu dieser Möglichkeit muß die Berufsausbildung der Schwester ihr Teil beitragen, sie wird es um so eher, je bessere Vorbildung mitgebracht wird.

Es bietet der Unterricht der Schwestern manche Schwierigkeiten, die bei sonstigem Unterricht nicht in Frage kommen.

Die Schülerinnen können in den Lehrkursus nicht nach Vorbildung, Alter und Befähigung eingestellt werden.

Es muß mit dem gegebenen Material gerechnet werden.

Das hat seine großen Schattenseiten nach mehr als einer Richtung.

Die Aufnahmegrenze der Schülerinnen schwankt meist zwischen dem 18.—35. Jahre. Die geistige Aufnahmefähigkeit aber ist im zweiten Jahrzehnt wohl eine leichtere als im dritten. Das macht sich im Unterricht bemerkbar, wenn nicht der Ausgleich höherer Schulbildung eintritt und oft auch dann noch.

Viele der Schülerinnen haben sich seit dem Schulabschluß mehr mit praktischer als mit geistiger Arbeit beschäftigt. Dadurch ist die geistige Regsamkeit im Anfang herabgesetzt. Es ist, ein ganz neues Gebiet, in das die Schwestern eingeführt werden müssen, es fehlen noch die Grundbegriffe, an die sich die neuen Vorstellungen anreihen können, die aus dem gebildet werden, was durch den Lehrenden vorgetragen wird. Dadurch ist das Verarbeiten des Lehrstoffes anstrengender.

Dazu kommt, daß die praktische Pflegetätigkeit

alle Kräfte stark in Anspruch nimmt, um so mehr, je weniger Arbeitsgewöhnung vorliegt. Die nötige Frische für den Unterricht fehlt oft.

Die vielen neuen Eindrücke, die vielen traurigen, erschütternden Bilder, die ein Tag im Krankenhausdienst der Seele einprägt, sind starke Nervenreize, auf die als natürliche Rückwirkung eine gewisse Erschöpfung folgt, die die geistige Aufnahmefähigkeit beeinträchtigt.

Das alles will bei der Regelung des Unterrichts für Schwestern berücksichtigt und richtig eingeschätzt sein, um trotz alledem den möglichsten Nutzen aus dem Unterricht für die Schwestern zu erzielen, die Anstrengungen für die Lehrenden nicht vergeblich sein zu lassen. Die richtige Fühlung aller am Unterricht Beteiligten wird zur gedeihlichen Entwicklung des Gesamtunterrichts und zur richtigen Förderung der einzelnen Schülerinnen Vorbedingung sein.

Die Oberin wird mit den unterrichtenden Ärzten, besonders wenn sie am Unterricht beteiligt und über die Anlagen und Fähigkeiten der einzelnen Schwestern ganz im klaren ist, über die Förderung Minderbegabter oder Oberflächlicher, ihre Beeinflussung im Unterricht eingehend verhandeln können und so bessere Resultate erzielen.

Der Unterricht ist ermüdender für den Lehrenden als für den Lernenden. Während der Lernende seine Aufmerksamkeit auf etwas ihm Neues allein einzustellen, es aufzunehmen hat, muß der Lehrende immer wieder dasselbe wiederholen, was ermüdend wirkt. Er muß sich immer wieder dem verschiedenen Auffassungsvermögen anpassen.

Seine Aufmerksamkeit ist eine noch angespanntere, weil sie sich zwischen dem Unterrichtsstoff und dem Lernenden zu teilen hat.

Dazu kommt, daß beim Schwesternunterricht alle Lehrenden denselben im Nebenamt geben, ihr Hauptfach sie schon ausreichend beschäftigt, die Anstrengung also eine um so größere ist. Dieser Punkt verdient um so mehr Beachtung, als der Unterricht Frische erfordert, um fruchtbar zu sein. Langweiliges Lehren langweilt, fördert nicht.

Der Schwesternunterricht zerfällt in einen theoretischen und praktischen Teil. Der theoretische Unterricht umfaßt die Berufsfächer und deren Hilfsfächer; außerdem die Pflichtenlehre, die Ethik und Bibelkunde. Beteiligt sind der Arzt, die Oberin, der Seelsorger und die leitenden Stationsschwestern. Der Unterricht aller muß richtig ineinandergreifen. Der theoretische Unterricht liegt zum größten Teile in den Händen des Arztes.

Die Oberin übernimmt meist nur einzelne Gebiete davon. Sie sollte aber, wo es zu ermöglichen ist, dem theoretischen Unterricht des Arztes beiwohnen, um zu seiner Entlastung die Vorbereitungsstunden überwachen, mit den Schülerinnen repetieren zu können, wodurch es für den Arzt möglich wird, ein größeres Pensum zu erledigen.

Die Oberin erhält dadurch die rechte Fühlung zu

dem Arzt, kann seine Absichten unterstützen. Sie schreitet auf diese Weise auch theoretisch mit den Schwestern fort und bleibt über die Fortschritte in der Pflegetätigkeit auf dem laufenden, die sie praktisch nicht mehr betätigen kann. Nur die Oberin in kleinen Betrieben kann alle ihre Schwestern und stets bei der praktischen Arbeit beobachten und beurteilen. Je größer das Arbeitsfeld der Oberin ist, je mehr verschiedene Krankenhäuser und andere Arbeitsgebiete sie mit Schwestern zu versehen, also je mehr sie zu übersehen hat oder je größer das Krankenhaus ist, in dem sie wirkt, je vielseitiger ihre Pflichten, um so mehr wird sie sich in der technischen Ausbildung der Schülerinnen auf ihre leitenden Oberschwestern und Stationsschwestern verlassen müssen. Darum ist es zur nötigen Fühlung, zum Einfluß auf die Schwestern wichtig, daß sie sich am theoretischen Unterricht beteiligt. Die Fähigkeiten und auch die Charaktere ihrer Schwestern wird sie dabei genau kennen und beurteilen lernen.

Der ethische Unterricht wird mit Recht zum größten Teile der Oberin allein zufallen, die in der Arbeit lebt, nicht nur theoretisch und kritisch zu ihr steht.

Ihre Bedürfnisse, ihre Schwierigkeiten, ihre Gefahren kennt sie aus der Praxis. Sie redet nirgends wie der Blinde von der Farbe. Sie als Frau kennt die schwachen Seiten ihres Geschlechts. Sie hat das bessere Verständnis für weibliche Auffassung und Empfindung, die dem männlichen Lehrer naturgemäß eher abgeht. Sie wird in viele Fragen dieses weiblichsten aller Berufe tiefer

eindringen können als er. Sie spricht vor allem aus
Erfahrung, er im Höchstfall aus richtigem Nachemp-
finden. Sie ist von der Wichtigkeit dessen, was sie zu
lehren hat, durchdrungen. Ihr Glaube an den Wert
und die Bedeutung aller ethischen Berufsfragen, die
Wärme, die Begeisterung, mit der sie suchen muß, diese
Grundsätze den Schwestern ins Herz zu pflanzen, wird
ihr die Macht über die Seelen der Schülerinnen geben.
Sie wird Liebe, Verständnis und Freude an der Sache
in ihnen wecken können und damit die Anhänglichkeit
für ihre Person, wenn sich ihre Worte mit ihrer Persönlichkeit und ihrer Berufserfüllung decken.

Junge Menschen sind leicht zu beeinflussen und zu
begeistern, aber sie sind auch scharfe Kritiker.

Alles sei echt, klar und wahr, was die Oberin ihnen
nahe bringen will.

Die meisten Schülerinnen stehen den ethischen
Berufsfragen recht unbewußt gegenüber. Instinktiv
empfinden manche das Richtige, durchdacht ist es
selten. Ihre Gedanken darüber wiederzugeben, ist
ihnen die schwerste Aufgabe.

Die Unterstützung durch den Hausgeistlichen wird
der Oberin beim ethischen Unterricht von Wert sein,
wenn er genügenden Einblick in die Schwesternarbeit
und das richtige Verständnis für sie besitzt. Sie wird
manche Mängel in der ethischen Berufsauffassung und
Erfüllung der Schwestern energischer bekämpfen können,
wenn sie ihnen durch den Seelsorger auf religiöser
Grundlage nahegebracht und somit doppelt beleuchtet

werden. Religiöser Unterricht in Form von Bibelstunden wird nicht fehlen dürfen.

Die technische Ausbildung am Krankenbett übernimmt laufend neben dem Arzt die Stationsoberschwester oder Stationsschwester, die im Zusammenarbeiten die jungen Schwestern in die praktische Pflegetätigkeit einführt. Der Arzt gibt die Anleitung bei den Visiten durch Erklärung besonderer Fälle, ihrer Pflege und Wartung, wenn er auch die jungen Schwestern heranzieht. Er instruiert über die Ausführung seiner Anordnungen im Einzelfall wie im ganzen. Der Umfang solcher Belehrung hängt von der Größe des Krankenhausbetriebes ab, von der Zeit, die dem Arzt dazu bleibt, nicht zum kleinen Teil aber auch vom Interesse, von der Veranlagung des Arztes zum Lehren. Wo beide vorhanden sind, werden die Schwestern in besonderer Weise gefördert. Die Mühe des Arztes belohnt sich, als kein Arzt eine sorgsamere Stationsschwester hat als derjenige, der ihr Können fördert und sie zu allem heranzieht. Es beruht auch in der gemeinsamen Arbeit am Krankenbett alles auf Gegenseitigkeit.

Die so wichtige wirtschaftliche Ausbildung der Schwestern, die meist noch von ihnen unterschätzt wird, hat die Oberin anzustreben. Es könnte sich empfehlen, den Plan des hauswirtschaftlichen Unterrichts der Mädchenvolksschule erst mal zugrunde zu legen. Ernährungslehre und Nahrungsmittellehre, diätetische Kochkurse werden von großem Wert sein.

Massagekurse, von einer in der Massage ausgebildeten

und geprüften älteren Schwester gegeben, gehören zur gründlichen Fachausbildung und können den jungen, vor dem Alter der Zulassung für die staatliche Prüfung eintretenden Schwestern als gute Vorbildung geboten werden, neben der wirtschaftlichen Ausbildung. Das Erlernen des Röntgenverfahrens sollte den dazu veranlagten Schwestern ermöglicht, die Vorbildung für den Laboratoriumsdienst gefördert werden, und wo die Möglichkeit vorhanden, dazu geeigneten Apothekendienst. Es ist für die Kriegsverwendung der Schwestern unerläßlich. Die Übungsstunde für den vom Arzt geleiteten Verbandskursus wird meist auch einer Aufsicht führenden Schwester übergeben werden müssen, da die Zeit der nach so vielen Richtungen beanspruchten Oberin dazu nur im kleinsten Betriebe ausreichen kann.

Von größter Wichtigkeit wird darum bei der Ausbildung von Schwestern an Krankenpflegeschulen die richtige Auswahl der lehrenden Schwestern im Stationsdienst sein, die der Oberin eine große Verantwortung auferlegt.

Nicht nur auf technisches Können und praktische Erfahrung kommt es bei ihnen an, sondern auch auf die Fähigkeit, dieses Können andern zugänglich zu machen, auf das richtige Anlernen. Die Freude am Lehren muß hinzukommen, die nötige Geduld, um bei der steten Wiederholung nicht zu erlahmen. Reife als Mensch gehört dazu, um in der Berufserfüllung jeder Zeit das so wichtige Vorbild zu geben. Voll entwickelte Schwesterlichkeit und mütterliches Empfinden für die Werdenden sind wichtige Erfordernisse dabei.

Eindrücke der Lehrzeit sind bleibend und oft bestimmend für die ganze weitere Entwicklung der Schwester.

Darum ist es wichtig, daß der Oberin, die ihre Schwestern am genauesten kennt und wohl am richtigsten beurteilt, die Verteilung der Schülerinnen auf ihren Arbeitsstätten während des Lehrjahres allein überlassen bleibt. Sie hat es dann in der Hand, die Schülerinnen ihren Anlagen und Charakteren nach denjenigen Lehrerinnen zu unterstellen, die sie am meisten fördern, weil sie in ihren Veranlagungen einen Ausgleich bilden.

Die Oberin wird gut tun, bei jedem Stationswechsel im Lehrjahr von der Stationsschwester Zensuren nach bestimmtem Schema ausstellen zu lassen, die die lehrende Schwester zu eingehender Beobachtung ihrer Schülerin veranlassen und einen anschaulichen Überblick über die Fehler und die erziehliche Entwicklung der Schülerin bieten.

Es wird bei dem Unterrichtsplan zu empfehlen sein, während der ersten Monate der Krankenpflegetätigkeit mit dem Unterricht durch die Oberin beginnen zu lassen, der für den ärztlichen Unterricht den Boden vorbereitet. Es ist dem wissenschaftlich gebildeten Arzt schwerer, sich auf das geistige Niveau der Lehrschwester zu stellen, die einem fremden Gebiet gegenübersteht. Was ihm selbstverständlich scheint, ist ihrem Verständnis oft ganz unzugänglich. Die ganze

Ausdrucksweise ist ihr schwerer verständlich, oft zu hoch, daher das Folgen schwer. Das, was sie vom ärztlichen Unterricht ohne Vorbildung hat, ist demnach nicht ausreichend, die wertvolle Zeit des Arztes ist schlecht angewandt.

„Jeder geistige Erwerb hat doppelten Wert. Wert als Kenntnis, Wert als Übung," sagt Spencer.

Mit dem geistigen Erwerb als Übung wird bei der Krankenpflegeschülerin angefangen werden müssen, um die geistige Regsamkeit zu fördern. Eine gute derartige Übung wird das Auswendiglernen der am Krankenbett gebräuchlichen lateinischen Ausdrücke sein, die die Schwester im Dienst bei den Arztvisiten dauernd hört, ohne sie zu verstehen, also auch ohne folgen zu können. Während der ersten Zeit, voll neuer Eindrücke im Krankendienst, wird das mechanische Auswendiglernen geistig am wenigsten anstrengen.

Wenn die Ausdrücke erklärt sind, sollten sie niedergeschrieben werden, dadurch haften sie besser im Gedächtnis, auch die Orthographie. Erst 10, dann 15 Wörter die Stunde können gut beherrscht, durch häufiges Repetieren und Abfragen dem Gedächtnis einverleibt werden. Da sie im Dienst immer wieder gehört werden, bleiben sie dauernd haften.

Durch Übung wird das Gedächtnis gebildet, das kommt dem fortschreitenden Unterricht zugute.

Es wird richtig sein, die verschiedenen Lehrfächer hintereinander folgen zu lassen, nicht nebeneinander, bis das Stadium der Repetition erreicht ist und erst dann nebeneinander zu lehren. Die Schwester lernt neben der Theorie immer noch die praktische Krankenpflege, hat auch dazu viel aufzunehmen, muß also mehr verarbeiten. Auch die Zeit, die ihr zur Vorbereitung für den Unterricht bleibt, ist meist karg bemessen.

Nichts Unverstandenes, Halbverstandenes darf man hingehen lassen und muß klar denken lehren, selbst Schlüsse ziehen lassen.

Lust und Liebe zum Unterricht ist der beste Lehrmeister. Durch Lob und Anerkennung im richtigen Moment wird die Lust und Freude am Unterricht erhöht, nie darf er verleidet werden.

Für geistige Tätigkeit ist Lust erforderlich, mit Unlust Aufgenommenes haftet nicht. Darum muß schon die Form des Unterrichts Anreiz zum Interesse geben. Aufmerksamkeit ist der wichtigste Faktor für erfolgreichen Unterricht, muß also erreicht werden. Bei der richtigen Aufmerksamkeit wird das Bewußtsein auf einen Punkt eingestellt, alles andere ferngehalten, während die Zerstreutheit allen Eindrücken offen ist.

Die Aufmerksamkeit wird ohne Anstrengung festgehalten werden durch die lebendige Art des Vortrags.

Leichter wird sie gemacht, wenn die Lernenden zur Mitarbeit herangezogen werden, etwas aufschreiben, etwas aufzeichnen müssen, wenn während des Vortrags Fragen gestellt werden, beantwortete Fragen den Mitschülerinnen zur Berichtigung vorgelegt werden.

„Alles, was das Interesse erhöht, steigert die Aufmerksamkeit und begünstigt das Behalten."

Frage und Antwort wird den Unterricht immer lebendig machen und das nötige Eingehen auf die Lernenden ermöglichen.

Richtig fragen ist der wichtigste Teil der Lehrkunst und nicht der einfachste.

Größte Ordnung im Vortrage, natürliche Aufeinanderfolge der Dinge, naturgemäße Entwicklung müssen dazukommen, also gründliche Vorbereitung der Lehrenden.

Ob man interessiert oder nicht, merkt man deutlich an lautloser Stille oder Nebengeräuschen.

Werden viel Stühle gerückt, wird gehustet, gehen die Augen umher, wird mit den Händen gespielt, hat man eben nicht gefesselt. Die Unaufmerksamkeit der Lernenden wirkt lähmend auf den Lehrenden, beeinträchtigt die Frische und Lebendigkeit des Vortrags. Zwischen Lehrenden und Lernenden gibt es eine stete Wechselwirkung. Das Interesse der Lernenden regt den Lehrenden an, hält den Unterricht auf der Höhe.

Aus der Freude am Beherrschen des Stoffs wächst beim Lernenden das Interesse an allem Gebotenen. Man soll nicht zu viel, aber auch nicht zu wenig von seinen Schülerinnen fordern. Gerade Schwierigkeiten feuern an, geben den zu lösenden Aufgaben einen besonderen Reiz. Was zu bequem gemacht ist, wird leicht langweilig. Man darf nicht zu schnell mit dem Lehrstoff vorwärts gehen, damit auch die Schwachen mitkommen, aber auch nicht zu langsam, weil das Interesse dann nachläßt. Durch größere Anforderungen, die man stellt, wird man die Kräfte anspornen, Beharrlichkeit großziehen und stetige Arbeit erzielen, die allein Resultate gibt.

Es wird angezeigt sein, den Lernenden immer wieder das Ziel, das erstrebt werden soll, vor Augen zustellen, um nicht erlahmen zu lassen.

Schriftliche Arbeiten zur Übung geben besonderen Antrieb zu Aufmerksamkeit und Fleiß, lehren sich richtig ausdrücken. Die Oberin wird gut tun, nach Abschluß jedes Lehrabschnittes, Extemporale schreiben zu lassen und die Korrektur bald zurück zu geben. Stilistik, Orthographie werden damit zugleich geübt. In Briefform manche Aufgabe lösen zu lassen, wird die nötigen und verschiedenen Höflichkeitsanwendungen in Anrede und Unterschrift üben lehren und zur erwünschten Gewandtheit verhelfen. Die besten Arbeiten dann vorzulesen, wird anspornen, auch eventuell einmal die schlechten ohne Nennen des Namens der Verfasserin.

Das bloß passiv Aufgenommene vergißt sich leichter als das, wozu eigene Anstrengung des Lernenden gehört. Das Diktierte oder Ausgearbeitete bleibt besser haften als Gehörtes. Dinge, die man entstehen sieht, Zeichnungen, Erklärung an Modellen, an wirklichen Sachen, am lebenden Menschen, prägen sich fester ein.

Es ist ein Fehler, die Unterrichtsstunden der Schwestern zu lange auszudehnen. Die Fähigkeit des Aufnehmens ist nicht unbegrenzt. Sowohl nach dem Umfang, als nach der Dauer sind ihr Grenzen gesteckt. Nicht nur Ermüdung durch vorherige Arbeitsleistung kann auch unaufnahmefähig machen, sondern ebenso Interesselosigkeit und Trägheit.

Man kann lernen mit unverminderter Frische zu arbeiten, weil wahres Interesse, Lust und Freude an der Arbeit länger aufnahmefähig erhalten.

Auch die richtige Wahl der Stunde für den Schwesternunterricht wird dazu beitragen. Mit vollem Magen, nach einem anstrengenden Tagesdienst, in später Abendstunde versagt der Kopf. Oft zwingt der praktische Dienst dennoch zu diesen Fehlern.

Es müssen dann möglichst alle kleinen Hilfsmittel von beiden Seiten berücksichtigt werden, die ein leichteres Folgen im Unterricht ermöglichen.

Auf gerade Haltung der Schülerinnen muß geachtet werden, wenn auch das Anlehnen gestattet wird, schlaffe Haltung schläfert ein. „Die äußere körperliche Spannung unterstützt die innere seelische."

Die Antworten müssen laut und deutlich, klar und kurz gegeben werden, das macht frisch.

Auf guten Satzbau in der Antwort wird Wert gelegt werden müssen. Daran fehlt es meist. Sich präzise und gut auszudrücken, muß geübt werden.

Die Lehrerin muß das Wort beherrschen. Sie muß deutlich in kurzen klaren Sätzen fließend sprechen. Nicht eintönig, nicht zu laut, nicht zu schnell, weil das ermüdet. Ein wohllautendes Organ ist ein nicht zu unterschätzendes Hilfsmittel für die Lehrende. Sie darf beim Unterricht nicht hin und her gehen, das lenkt manche ab. Je lebendiger sie spricht, je besser ihre Redewendungen sind, je hübscher und anschaulicher sie ihre Bilder wählt, um so mehr wird sie fesseln.

Das kommt besonders für den ethischen Unterricht der Oberin in Frage, der die Einführung in den Krankendienst bilden sollte, und bei dem das Folgen oft schwerer für die Schwestern ist, weil es sich meist um abstrakte Fragen handelt, zu denen ihnen oft der rechte Anschluß fehlt, während im theoretischen Unterricht durch die praktische Tätigkeit am Krankenbett überall Anknüpfungspunkte für das Verständnis gegeben sind. Der so wichtige ethische Unterricht soll den werdenden Schwestern zu rechten Anschauungen ihrer persönlichen Lebensaufgabe verhelfen, ihnen das Berufsideal vor Augen stellen, die Wege zur Erreichung desselben weisen.

An Erfahrungen anknüpfend sollen den Schülerinnen Normen für ihr Verhalten und Handeln an die Hand gegeben werden, die die Erhaltung und Erhöhung der Berufsideale ermöglichen, die den Eigenwillen der einzelnen, der Willensnorm, die für das Handeln aller Glieder zu gelten hat, der Berufspflicht, unterordnen lehren.

Am wirksamsten wird dieser Unterricht sein, wenn er immer lebendig mitten in die Fragen hineinstellt. In Frage und Antwort soll er die werdenden Schwestern dazu veranlassen, sich über ihre innere Stellung zur erwählten Arbeit klar zu werden und das Bewußtsein der großen Verantwortlichkeit, die sie Kranken und

Mitschwestern gegenüber übernehmen, voll zu empfinden. —

Immer wieder soll nicht das starre, erzwungene „ich muß", aber das warme „ich will, weil ich nicht anders kann" als wertvolle und beglückende Triebfeder zu jedem Krankenpflegedienst der angehenden Schwester durch den ethischen Unterricht in den Vordergrund gerückt werden.

> Mein Herz sieh an den Baum in seiner Blütenpracht.
> Es wird ihm gar nicht schwer, was ihn so herrlich macht.
> Aus seinem Innern scheint, er braucht sich nicht zu zwingen,
> Ein Strom von Lust und Licht und Liebe zu entspringen.
> Mit Mühe ringt er nicht, das Einzle zu gebären.
> Das Ganze lebt und wirkt, er lässet es gewähren.
> Du solltest deine Pflicht, wie er die seine tun.
> Dann wärest du so licht, und bist so trübe nun.   (Rückert.)

Durch das Interesse an all dem, was mit dem Beruf zusammenhängt, wird auch der Unterricht trotz der großen Anstrengung, die er neben der praktischen Arbeit für sie ist, keiner Ablehnung bei den Schwestern begegnen.

Es wird die Pflicht der Oberin sein, den Schülerinnen die Möglichkeit der regelmäßigen Anwesenheit bei den Lehrstunden zu sichern und ihnen auch die genügende Vorbereitungszeit zu schaffen.

Der Eifer ist meist groß. Bewußte Energie, Pflichtgefühl, Ehrgeiz, Wissensdurst wirken zusammen, auch wohl die Achtung vor den Lehrenden, deren Tadel nicht herausgefordert werden soll. —

Es wäre wünschenswert, daß durchgängig jeder

am Unterricht der Schülerinnen beteiligten Oberin die Anwesenheit bei der staatlichen Prüfung gestattet würde zu eigenen Instruktionszwecken, denn sie erhält Winke dabei für den Unterricht und nach verschiedenster Richtung Förderung, da ja auch die Examinatoren wechseln und damit die Ansichten und Methoden. —

Den für das eine Lehrjahr vor der staatlichen Prüfung vorgesehenen überreichlichen Lehrstoff wird jede Oberin, die mit vollem Interesse und Verständnis Lehrerin ist, das Bestreben haben, zu vertiefen, um das mühsam Erworbene zum dauernden geistigen Eigentum der Schwestern zu machen.

Dazu wird sie nach der Prüfung Fortbildungskurse anregen, an denen auch die älteren Schwestern teilnehmen, um ihre Kenntnisse aufzufrischen und zu denen die Ärzte jederzeit die Hand bieten werden.

Anregend und nützlich für die Privatpflege werden auch Unterrichtsstunden in fremden Sprachen sein für Schwestern, die Vorkenntnisse mitbringen und solche, die ein reges Streben nach eigener Weiterbildung haben und dadurch in den Stand gesetzt werden, auch fremde Literatur kennen zu lernen.

Auch in Kriegszeiten werden fremdsprachliche Kenntnisse der Schwestern im Pflegedienst von Wert und gesucht sein.

Solches Streben nach Fortbildung wird die Oberin noch besonders durch geeigneten Lesestoff unterstützen und leiten können, damit die Geisteskost verdaulich und bekömmlich zugleich ist. Gute Bücher haben erziehlichen Einfluß, nicht allein der Geschmack, auch der Charakter wird durch sie beeinflußt und gefördert. Wie manche strebsame Schwester holt sich ihre Allgemeinbildung auf diesem Wege. Wie viel Antrieb zu höherem Streben kann sich die Schwester so schaffen ohne fühlbare Anstrengung, ohne Ermüdung.

In eine Region uneigennützigen Denkens erheben gute Bücher.

Kleinliche, persönliche Interessen schrumpfen zusammen, Sorgen werden vergessen. Der Gesichtskreis wird soviel weiter, wenn gute Bücher zu vertrauten Freunden werden, zum Nachdenken anregen.

> „Gewöhne dich zu denken, bemühe dich, zu verstehen, was du immer siehst oder liest. Denken und lesen verbinden, ist einer der ersten Grundsätze." (Taylor.)

Wie anders lernt die Schwester sich ausdrücken, das Wort beherrschen durch fleißiges Lesen. Wortreichtum ist immer ein Zeichen von Belesenheit.

Nicht genug kann die Oberin ihre Schwestern auf dieses Bildungsmittel verweisen, ihnen gute Bücher an die Hand geben, für eine gute Schwesternbibliothek sorgen. Sie sollte jeder Geschmacksrichtung gerecht werden. Naturwissenschaftliche, historische, biographische Werke, Reisebeschreibungen müßten neben guten Romanen zur Anschaffung gelangen.

Die Oberin wird gut daran tun, ihre Schwestern anzuregen, über Gelesenes zu sprechen, sich ein eigenes Urteil bilden zu lernen. Sie müßte ihre Berufserfahrungen im Interesse der Schwestern für die Schwesternzeitung zu verwerten suchen, Ärzte zur Mitarbeit gewinnen.

Ihre Erfahrungen in der Krankenpflege in Worte kleiden lernen und niederzuschreiben, um an der Schwesternzeitung mitarbeiten zu können, wird die Oberin auch den dazu veranlagten Schwestern nahelegen. Eine gemeinsame Zeitung ist ein neues Band zwischen Schwestern, ein gutes Mittel, sie in Fühlung miteinander zu halten. Es kann dadurch gelingen, einen lebendigen Gedankenaustausch mit Mitschwestern zu vermitteln, die nicht die Vorzüge, die fortschreitende Ausbildung an großen Krankenhäusern genießen, und alle Schwestern über Neuerungen in der Berufsarbeit auf dem laufenden zu halten.

Nichts darf die Oberin als Lehrerin versäumen, was die Schwestern geistig fördert, bildet, wenn sie auch längst über die Schulzeit hinaus sind.

„Wir lernen nicht für die Schule, sondern für das Leben."

(Seneca.)

Die Oberin in der Verwaltung.

„In dem Maß, als du deine Pflicht er-
füllst, wirst du erfahren, was an dir ist.
Aber was ist deine Pflicht?
Was die Stunde von dir fordert."

(Goethe.)

Für die Aufgaben der Oberin in der Verwaltung
wird sich nie eine Norm aufstellen lassen.

Sie werden sich nach Größe und Eigenart ihres je-
weiligen Arbeitsgebietes, nach der Anzahl der ihr unterstellten Schwestern richten und den ihr dadurch er-
wachsenden anderweitigen Pflichten.

Ganz verschiedene Ansprüche stellt, nicht nur an
den Umfang ihrer Leistungen, sondern auch an die Persönlichkeit und das Können der Oberin resp. Oberschwester ein städtisches Krankenhaus zu 1000 Betten
und über 100 Schwestern und ein kleines städtisches
Krankenhaus mit 100 Betten und 10 Schwestern.

Ein größeres Vereinskrankenhaus wird umfassendere
Pflichten von ihr fordern, als ein städtisches. Andere
Aufgaben warten ihrer im Genesungsheim.

Eine Privatklinik, in der sie Leiterin ist, beansprucht
sie wieder nach anderer Richtung. Alle Arbeitsgebiete

stimmen darin überein, daß sie immer ein vielseitiges Können in der Verwaltung fordern.

Alle setzen praktischen, weiten Blick voraus, sicheres, beherrschtes, entgegenkommendes Wesen, gute Menschenkenntnis, um im vielköpfigen Verwaltungswesen jeden nehmen zu können, wie er genommen sein will, niemand vor den Kopf zu stoßen und sich den meistens steinigen Pfad so zu ebnen.

„Seid klug wie die Schlangen und ohne Falsch wie die Tauben", wird sich die Oberin in großem Betrieb unter meist männlichen Mitarbeitern wohl zu merken haben.

Wenn sie klüger ist, als sie scheint, ist das kein Nachteil, die Konkurrenzfurcht wird nicht gleich wach und erschwert ihr nicht den Dienst.

Am wenigsten wird die Oberin in großen städtischen Krankenhäusern zu der Verwaltungstätigkeit herangezogen werden, die meist in den Händen von Beamten liegt.

Die mütterlichen und erziehlichen Aufgaben der Oberin werden dort ihre Haupttätigkeit bilden. Dazu kommt Buchführung über den Schwesterndienst; Berichte an die Verwaltung, Urlaubsregelung und Stationsbesetzung in Fühlung mit dem Chefarzt, Nachtwachenregelung sind ihr Teil. Kontrollen der Nachtwachen, Aufsicht während der Mahlzeiten, Begutachtung des Speisezettels für die Schwestern, wöchentliche Wägung der Schwestern und Listenführung darüber werden ihr resp. der Oberschwester zufallen. Tägliche

Berichterstattung der Stationsschwestern hat sie entgegenzunehmen, Konferenzen mit dem Chefarzt und der Verwaltung werden ihre Zeit beanspruchen. Mitunter auch die Inventarübergaben an die Schwestern. Das weibliche Dienstpersonal wird ihr unterstellt sein, Arbeit und Urlaub wird von ihr bemessen werden.

Sie wird Sorge zu tragen haben, daß ihre Verpflegung ausreichend, ihre Schlafräume gesund und gut gehalten sind. Durch wöchentliche, gemeinsame Nähabende für das Dienstpersonal zur Instandhaltung ihrer Sachen mit abwechselndem Vorlesen oder Singen, wo es nicht stört, kann guter Einfluß ausgeübt, das Herumstehen mit dem männlichen Wartepersonal eingeschränkt werden.

Sie wird jederzeit an den ärztlichen Visiten teilnehmen dürfen, um sich ein Urteil über die Arbeit der Schwestern bilden zu können.

Eine ausgiebige Verwaltungstätigkeit wird die Oberin eines Vereinskrankenhauses haben, je nach Größe desselben, allein oder mit einem beigeordneten Verwalter. Wenn auch mit ausführenden Kräften für mehr oder weniger alle Gebiete versehen, wird sie die Oberaufsicht über alle führen, daher das Verständnis und die einschlägigen Kenntnisse auf allen Gebieten haben müssen, auch selbst, wenn sie sie nicht ausübt. Sie braucht in der Verwaltung schnellen Überblick, um überall den Kernpunkt zu erfassen, gleich im Bilde zu sein. Frauen haben für Kleinigkeiten einen scharfen Blick, übersehen weniger, schätzen praktische Arbeiten richtig ein,

können daher anstellen. Das ist für den Verwaltungsdienst der Oberin wichtig.

Der praktische Blick der Frau würde sie auch zum
stimmberechtigten Mitglied der Baukommission bei der
Anlage von Krankenhäusern geeignet machen und ihre
Erfahrung im Krankendienst zu manchen Winken ver-
helfen, die Erleichterungen im Betrieb ohne größere
Kosten schaffen und Pflegekräfte sparen könnten.

Auch bei der Anlage aller Wirtschaftsräume, der
Schlafräume für das Pflegepersonal, der Beschaffung
geeigneten, praktischen und gefälligen Mobiliars würde
der Rat einer erfahrenen Oberin manchen Fehler und
manchen Verdruß ersparen. Die Inventar-Beschaffung
und -Ergänzung nach Beantragung wird ins Verwal-
tungsreich gehören. Durch Schonen und laufende kleine
Reparaturen wird sie das Inventar und die Räume am
längsten auf der Höhe halten. Wo kein Inspektor zur
Seite steht, wird auch die Fürsorge für Beleuchtung,
Heizung, Meldung von Reparaturen usw. ihr zufallen.

Die Oberaufsicht über die Küche wird sie haben,
je nach der Größe des Betriebes, den Küchenzettel
selbst zu machen oder ihn, vordem er dem Chefarzt
vorgelegt wird, durchzusehen haben.

Wenn es auch nicht ihr Amt ist, selbst zu kochen,
so muß sie Kochkenntnisse besitzen. Sie darf nicht nur
kritisieren, sie muß auch angeben können, woran es
fehlt, und unter Umständen, wie es gemacht werden muß.

Sie muß die Rohmaterialien auf ihren Wert beurteilen können, schon der Finanzen wegen. Wie oft fehlt

es bei gutem Rohmaterial und den vollen Kosten für dasselbe an schmackhafter Küche für Klassenkranke und Pflegepersonal, wenn das Verständnis für die besondere Aufgabe der Krankenhausküche fehlt. Man muß aus Erfahrung wissen, wie leicht dem Kranken mit daniederliegendem Appetit nachlässig gekochtes Essen widersteht, wie den gehetzten, übermüdeten Pflegenden, die lieber schliefen als äßen, in Fett schwimmende Speisen, Mehlsaucen, in denen der Löffel steht, hartes Fleisch usw. jede Eßlust nehmen, wie bitter die mangelnde Fürsorge im anstrengenden Dienst empfunden wird. Dann versteht man, daß im Krankenhaus nicht nur mit Liebe gepflegt, sondern auch mit Liebe und Verständnis für die Krankenküche gekocht werden muß.

Das tut nicht nur den Insassen des Hauses wohl, sondern auch der Kasse.

Solches Kochen kennt auch Verschwendung nicht. Die Oberin, der die Küchenverwaltung untersteht, wird sich auch stets durch Augenschein, Kosten der Speisen, Fühlung zu den Kranken selbst beim Besuch der Krankenstationen, über ihren Küchenbetrieb und die Güte der Verpflegung Klarheit schaffen.

Das Interesse des Krankenhauses und seiner Insassen wird in der Küche, die unter Leitung einer Schwester steht, darum wohl am meisten wahrgenommen. Der diätetischen Küche wird von einer Küchenschwester neben dem Verständnis wohl auch erst das rechte Interesse entgegengebracht werden.

Immer ist es wichtig, daß die richtige Fühlung zwischen Küchenleitung und Schwesternschaft besteht, um Reibungsflächen zu vermeiden.

Die Waschküche ist eine weitere Abteilung, die Verständnis, Interesse und Frauenaufsicht fordert. Eine gute Wäscheschwester ist ein Schatz und erspart der Oberin manche Kosten und Sorgen.

Wichtig ist die rechte Behandlung der Wäsche, um zu schneller Abnutzung vorzubeugen. Nötig ist die Durchführung gesonderten Waschens von Kranken- und Personalwäsche.

Gedankenloser Wäscheverschwendung wäre ein Riegel vorgeschoben, wenn jede Schwester in der Ausbildungszeit wie durch die Küche auch durch die Wäscherei zu gehen hätte. Sie würde dann ein klares Bild über die Aufgaben einer Waschküche im Großbetrieb erhalten, über die Abnutzung der Wäsche durch Maschinen und die Pflicht jeder Schwester im Krankenhausbetrieb, sich und das Personal zur Sparsamkeit im Wäscheverbrauch bei vollster Berücksichtigung der Hygiene zu erziehen. Sie wird als Schwester zu üben haben, was sie als Oberin zu fordern und durchzuführen hat.

Notwendig ist für die Oberin das rechte Verständnis für gutes und geeignetes Material bei Neuanschaffungen.

Wichtig ist es, daß die Nachschaffungen zu rechter Zeit, ohne zu starke Belastung des Etats erfolgen und der eiserne Bestand stets auf der Höhe bleibt.

Wie viel wird durch zeitiges Ausbessern gespart. Wieviel Zeit wird verschwendet durch Stopfen zu abgenutzter Wäsche. Die pünktliche Wäscheausgabe und Abgabe erleichtert den Betrieb, sie durchzuführen wird die Sache der erfahrenen Leitung sein.

Das Gleiche gilt für die Nähstube.

Bei einer großen Schwesternschaft wird neben der Wäschebeschaffung für das Haus auch die Bekleidung Arbeitsaufgaben stellen. Einheitlichkeit in der Tracht wird nur erreicht werden, wo Ankauf des Stoffes, Anfertigung und Anschaffung einzelner Trachtsachen nicht der einzelnen Schwester überlassen bleiben, sondern in bestimmter Hand liegen und nur durch sie zur Bestellung, Verausgabung und Verrechnung gelangen.

Unter Umständen wird auch der Garten mit seiner Instandhaltung und Verwertung von Gemüse und Obst der Oberaufsicht der Oberin unterstehen, in Genesungsheimen und Sanatorien wohl auch die Beschäftigung der Patienten in denselben zu Kurzwecken nach Anleitung des Arztes.

In der Expedition wird der Dienst mancher Oberin auch die Krankenaufnahme einbegreifen, soweit sie die Verwaltung betrifft. Wichtig wird dabei sein, alle mit der Krankenaufnahme Beschäftigten immer wieder darauf aufmerksam zu machen, daß auch die freundliche, verständnisvolle, nicht geschäftsmäßige, barsche Handhabung der Aufnahmeformalitäten geeignet ist, dem Kranken, der meist widerstrebend ins Krankenhaus kommt, die Voreingenommenheit zu nehmen, ihn zu beruhigen und den Ruf des Hauses zu heben.

Schwestern oder weibliche Angestellte werden diesen Zwecken besser entsprechen und wenn ihnen männliche Hilfe für unruhige Aufnahmen zur Seite steht, für den Aufnahmedienst geeigneter sein.

Die Oberin wird bestimmte Sprechstunden einzuhalten haben, für Verwaltungsangelegenheiten, Schwesternklagen und Ärztewünsche erreichbar sein und immer Zeit haben müssen.

Korrespondenzerledigung mit geeigneten Hilfskräften wird einen umfangreichen Teil ihrer Arbeit bilden. Manches wird nur sie allein erledigen können, wie die Korrespondenz mit den Schwestern bei viel Außenstationen.

Dazu kommt Statistik, Buchführung, Aufstellung des Etats, Kasse, Abrechnung, wenn nicht für den Verwaltungsbetrieb, für die Schwesternhaltung.

Gehört Privatpflege mit zu den Arbeitszweigen der unter der Leitung der Oberin stehenden Schwestern, wird sie gut tun, die nötige Buchführung selbst zu erledigen, um immer im Bild der den Schwestern zugeteilten Pflegen zu stehen, ihren Berichten mit Verständnis folgen, an ihrer Arbeit teilnehmen zu können, wie im Krankenhaus. Sie ist dann auch jederzeit darüber im Bilde, welche Anforderungen an die Leistungsfähigkeit der Schwester jede einzelne Pflege stellt und kann die Arbeit besser verteilen.

Der Verwaltungsdienst bringt der Oberin Unruhe,

manchen Kampf und Ärger. Je praktischer sie veranlagt ist, um so leichter für sich und Mitarbeitende wird sie dieser Aufgabe Herr werden. Der Verwaltungsdienst stellt Anforderungen, wie sie die Hausfrauenpflichten im Kleinen bieten.

Es gibt auch mangelhafte Hausfrauen!

Auf die angeborene Anlage kommt es auch für den Verwaltungsdienst, wie für alle anderen Arbeitsgebiete der Oberin an. Diese Anlage muß festgestellt werden, ehe die Schwester zur Oberin ausersehen wird.

> „Niemand wird in diese Welt geboren,
> dessen Arbeit nicht mit ihm geboren wird.“
>
> (Lowell.)

Die Oberin neben dem Arzt.

„Wenn der Ehrgeiz nicht die höchsten
idealen Ziele ins Auge faßt, so geht in
der Regel die Unverträglichkeit mit ihm
Hand in Hand."

Die Arbeit des Arztes und der Oberin im Krankenhausbetrieb bieten so viel Berührungspunkte, daß nur ein richtiges Hand in Hand arbeiten ersprießliche Resultate ergeben wird.

Durch die rechte Vertrauensstellung zueinander wird beiden Teilen die Arbeit wesentlich erleichtert und manche Klippe glücklich umschifft, ohne daß hochgehende Wogen das sorgsam gesteuerte Schifflein der Oberin gefährden.

Wie aufreibend die Arbeit des Arztes ist, weiß die Oberin als Schwester richtig einzuschätzen. Sie wird Reibungsflächen taktvoll vermeiden, ihm nicht mit Unnötigem lästig fallen, Kleinigkeiten nicht aufbauschen.

Sie wird lernen, ihn zu nehmen, wie er ist und mit seiner Eigenart rechnen. Ist die Oberin mit ganzer Seele Schwester, steht ihr der ärztliche Beruf so hoch wie der ihre. Sie kennt seine großen Schwierigkeiten und hohen Anforderungen, sie versteht und würdigt seine schweren Aufgaben und hohen Ideale.

Ein erfahrener Krankenhausarzt wird die richtige Einschätzung und Hochschätzung für die Schwesternarbeit besitzen und das rechte Verständnis für die Schwierigkeiten der Oberin, die ihre Anordnungen nie nur von einem Gesichtspunkte aus treffen darf, sondern den Interessen jedes Arbeitsfeldes, der Kranken, der Ärzte, ihrer Genossenschaft und der einzelnen Schwester zu gleicher Zeit gerecht zu werden hat.

Der Wechsel der Schwester auf den einzelnen Stationen ist leicht der Friedensstörer in den guten Beziehungen von Arzt und Oberin, weil sie dabei verschiedene Gesichtspunkte vertreten.

Für den Arzt ist die Versorgung seiner Station, seiner Kranken das ausschlaggebende Moment. Keiner läßt sich die Schwester, an die er gewöhnt ist, gutwillig entreißen, weil natürlich auch die Arbeit dadurch bequemer und leichter für ihn wird.

Die Oberin hat neben dem Gesichtspunkte des Arztes die Pflicht, die Förderung der Schwester durch den Stationswechsel, die Notwendigkeit, mehrere gut eingearbeitete Schwestern für gleiche Posten zur Verfügung zu haben, zu berücksichtigen. Die Schwestern müssen vollwertig ausgebildet werden, auf allen Gebieten gearbeitet haben, um sich schnell in veränderte Arbeit zu finden.

Sie verlieren diese Elastizität, wenn sie schon in jungen Jahren ständig auf einem Posten bleiben.

Die Arbeit wird ohne jeden Wechsel leichter maschinenmäßig, wirkt ermüdender. Selbstverständlich gibt es Posten, die ständiger Besetzung bedürfen und nur unter dieser Voraussetzung dem Arzt, dem Kranken und dem Betrieb vollen Nutzen bringen. In erster Linie ist dies der Operationssaal, dann auch Küche und Wäscherei. Für diese Gebiete sollten aber an leitender Stelle nur erfahrene Schwestern in Frage kommen.

Junge Schwestern schaffen sich erst ihr Können, ihre Erfahrung, wenn sie nach rechter Vorbildung zu selbständiger Arbeit zugelassen werden, die ihnen Verantwortung auferlegt.

Darum wird die Oberin dem Arzt die Arbeit mit Anfängerinnen nie ganz ersparen können, schon des Lehrzweckes wegen nicht. Bei Krankheit oder in unvorhergesehenen Fällen ist die Oberin für vollwertigen Ersatz verantwortlich, um ihn zu schaffen muß ihr, selbstverständlich nach Vereinbarung mit dem Chefarzt, das Recht des Wechsels zustehen.

Ist der notwendige Ersatz nicht vorhanden, versteht die Oberin ihre Sache nicht.

Wechselt sie Schwestern, versteht sie sie noch weniger in den Augen der Betroffenen. Daß ihre Unfähigkeit nach dieser Richtung in manchen Augen ein chronischer Zustand ist, muß sie mit Würde tragen lernen.

> „Da laß dir dies zum Troste sagen,
> Die schlechtsten Früchte sind es nicht,
> An denen Wespen nagen.‟

Die auf Hochachtung, Vertrauen und Offenheit gegründeten dienstlichen Beziehungen der Oberin zum

Chefarzt werden auch diese Schwierigkeiten durch gegenseitiges, auf Verständnis gegründetes Entgegenkommen beseitigen. Es wird unter solchen Verhältnissen nicht vorkommen, daß Schwestern durch den Chefarzt erreichen können, was ihnen die Oberin versagt. —

Wie im häuslichen Schwesternkreis die Oberin, wirkt im Krankensaal, am Krankenbett der Arzt als Erzieher durch sein Vorbild.

Der pünktliche Chefarzt, der mit einem Blick die Ordnung auf jeder Station feststellt, die Arbeit seiner Schwestern kennt, sie vor Überlastung bewahrt, durch sein korrektes, straffes und doch wohlwollendes Auftreten die rechte Disziplin aufrecht erhält und damit auch den Ton für die Stationsärzte festlegt, wird nicht nur als der strenge Chef gefürchtet. Er wird auch als der fürsorgende, berufliche Vater der Schwestern verehrt. Damit ist für den Dienst der beste Sporn geschaffen.

Mit solchem Chef kann dann auch die Oberin als Mutter ihrer Schwestern ein offenes Wort sprechen, Klagen vertrauensvoll vortragen, sich manchen Rat holen, manche Schwierigkeit ebnen lassen und mancher Sorge enthoben werden.

Sie wird auch bei ihm das Verständnis für die Notwendigkeit finden, daß ihr das Betreten der Krankensäle jederzeit offen stehen muß, damit sie resp. die leitende Oberschwester die jungen Schwestern auch in der praktischen Arbeit sehen, beobachten und beurteilen kann. Daß sie sich dabei einer Einmischung in dienstliche Anordnungen des Arztes enthält, muß von ihrem Takt erwartet werden.

Schwierigkeiten werden nicht selten durch die jüngsten Assistenzärzte erwachsen, die im Verkennen der Mittel ihrer noch jungen Autorität die rechte Anerkennung bei den oft viel älteren Schwestern zu schaffen, nicht immer den richtigen Ton den Schwestern gegenüber anschlagen und vergessen, daß Vorgesetzte das Beispiel des guten Tons und guter Manieren zu geben haben, wenn sie sie von Unterstellten erwarten.

Es bedarf großen Taktes von seiten einer alten langjährigen Stationsschwester, mit stetig wechselnden jungen Ärzten zu arbeiten und dabei immer das korrekte Dienstverhältnis einzuhalten. Oder der junge Arzt dehnt seine Visiten zu eignen Instruktionszwecken so lange aus, daß die Schwester die Stationsarbeit nicht bewältigen kann und überlastet wird.

Bei den mancherlei Klagen wird es richtig sein, wenn die Oberin die rechte Fühlung zu den Stationsärzten selbst hat und mit kleinen Differenzen zwischen Schwestern und Ärzten selbst fertig wird, ohne sofort den Chefarzt ins Feld zu führen.

Er hat seine Assistenten zu vertreten, wie sie ihre Schwestern.

Er hat sie nicht immer, wie er sie will, er muß sie nehmen, wie sie sind und das Beste aus ihnen machen.

Die Oberin, die jede Schwierigkeit mit Stationsärzten vor den Chefarzt bringt, wird es bei beiden verschütten.

Sie wird auf gütlichem Wege weiter kommen und auch bei jungen Ärzten oft dankenswerte Unterstützung finden, das richtige Verständnis für ihre erzieherischen Aufgaben am Krankenbett und für die Pflicht, Schwesterkräfte zu schonen, ihnen Unnötiges im Dienst zu ersparen nach jeder Richtung.

Zur Loyalität gegen den Arzt in der gemeinsamen Arbeit an den Schwestern wird es gehören, daß die Oberin sein Ansehen bei den Schwestern unterstützt durch ihre eigne, auf Hochschätzung gegründete Stellung zu ihm.

Bei Differenzen zwischen Ärzten und Schwestern wird sie ihnen gegenüber den Standpunkt des Arztes möglichst zu erklären haben, um seine Autorität zu wahren und gegen Überempfindlichkeit der Schwestern ankämpfen, unter Hinweis darauf, daß auch die jungen Ärzte sich von ihren Vorgesetzten etwas sagen lassen müssen. Dem Arzt gegenüber wird sie aber ihre Schwestern stets voll zu vertreten haben. Nie wird sie einen anderen als höflichen Ton gegen die Schwestern dulden dürfen.

Sie wird die Schwestern vor allem dazu anhalten, ihren Pflichten nach jeder Richtung nachzukommen, auch bei Unhöflichkeiten ihrerseits stets korrekt zu bleiben, nur dann hat sie die Möglichkeit, für sie einzutreten.

Die aufreibende Schwesternarbeit wird nicht mit Gold aufgewogen!

Manches Versagen persönlicher Wünsche und Be-

dürfnisse, viel Selbstverleugnung, viel körperliche Überbürdung wird als zum Beruf gehörig als selbstverständlich betrachtet. Selbstverständlich sollte dann auch die
Achtung sein, die solchem Dienst gebührt und die
mindestens im üblichen Verkehrston auch Schwestern
gegenüber in der Arbeit zum Ausdruck kommen müßte.

Es ist der Schwester gutes Recht, daß ihre Oberin
für sie eintritt.

Nur als Erfüllung einer gebotenen Pflicht, der sie
sich nicht aus Bequemlichkeit entziehen darf, sollte es
auch von Ärzten aufgefaßt werden, wenn die Oberin
in die für sie gewiß peinlichste Lage kommt, vorstellig
zu werden. —

Die Oberin wird anderseits auch darauf bedacht
sein müssen, keinen familiären Ton einreißen, keine
Geschenke annehmen zu lassen, Theater, Konzert-
billets, die verpflichten.

Freundschaftliche Beziehungen sollen nicht in das
dienstliche Verhältnis hineinspielen, weil sie nicht am
Platz sind und viel eher zu Reibungen führen, als die
sichere, geregelte Grundlage rein dienstlicher Beziehungen. Je unpersönlicher die Schwester bleibt, um
so sicherer findet sie den rechten Weg. Jede Oberin
wird ihre Schwestern zu gebotener Zurückhaltung ermahnen müssen, nicht im Schwesternkreis besprochene
und sonstige persönliche Angelegenheiten mit Stationsärzten zu erörtern, als mißverstandenes Mittel sich gut
zu stellen und den Dienst zu erleichtern.

Den richtigen Ton im Verkehr von Schwestern und

jungen Ärzten zu schaffen, wird eine wichtige und schwierige Aufgabe der Oberin sein. Auch da wird das richtige Verhältnis zum Chefarzt, sein Vertrauen zu ihr und die Übereinstimmung ihrer Ansichten auch in diesem Punkt, ihre sicherste Stütze sein.

Sie wird auch stets das Verständnis beim Chefarzt dafür finden, dienstliche Meldungen der Schwestern an ihre vorgesetzten Ärzte nur im Dienstzimmer erledigen zu lassen, nur schriftliche oder telephonische Meldung an die Privatwohnungen gelangen zu lassen.

Auf der weißen Schwesternhaube ist jedes Stäubchen sichtbar, da heißt es auch den Schein meiden im dienstlichen wie im außerdienstlichen Verkehr.

Selbstverständlich ergeben sich besondere Schwierigkeiten, wenn der Arzt seinem Charakter, seiner Erziehung oder seinem Können nach nicht den hohen Anforderungen seines Berufes entspricht und als Vorgesetzter der Schwestern ihnen und damit der Oberin das Leben schwer macht.

Harmonie zwischen Arzt und Oberin wirkt anfeuernd, belebend auf die Arbeit der Schwestern, schafft einen einheitlichen Zug.

Disharmonie wirkt niederdrückend, lähmend, durch Parteinahme zersplitternd.

Die Arbeit von Arzt und Oberin stellt mitten hinein in die ernsteste Seite des Lebens. So hohe Verantwortlichkeit tritt an sie heran, so hohe ideale Aufgaben sind ihr Ziel, daß Persönliches, Kleinliches weit zurücktreten sollte.

Sind sie beide vom großen humanitären Gedanken erfüllt, jeder an seinem Teil Schmerz und Elend zu lindern, dann hat der Kampf um die Herrschaft keinen Raum in ihrer Seele.

Die gebotene beiderseitige Beschränkung auf das eigne Gebiet der Kompetenz wird ihnen zur selbstverständlichen Pflicht.

Zuverlässigkeit in einmal verabredeten Vereinbarungen ist ihnen eigen, sie sind Einflüsterungen nicht zugängig.

Sie stützen und helfen einander, überwinden ihre Schwierigkeiten Seite an Seite. Sie geben einander, was sie sich schulden, Achtung und Rücksicht. Es kann keines dem andern etwas nehmen, weil jedes an seinem Platz etwas Ganzes ist.

> „Jedermann drückt sich selbst seinen Wert auf, und wir sind groß oder klein, je nach unserem eigenen Willen."
>
> (Smiles.)

Die Oberin neben dem Seelsorger.

Nebeneinander arbeiten fordert Verständnis für einander.

Oberin und Seelsorger, die zu vier Händen auf dem feinsten Instrument, der Seele ihrer Pflegebefohlenen, zu spielen haben, werden besonders aufeinander eingestimmt sein müssen, in gleichem Takt zu bleiben haben, wenn Harmonie und Rhythmus in ihrer Weise erklingen soll.

Dissonanzen sind in diesem Zwiegesang am peinlichsten fühlbar.

Dur und Moll am rechten Platz von beiden zu gleicher Zeit angestimmt, werden ihre Wirkung nicht verfehlen und den Eindruck verstärken.

Zu zweien dringt's leichter durch, wenn man ins gleiche Horn stößt.

Verschieden wird der Umfang der gemeinsamen Pflichten sein.

Er wird sich in manchen Organisationen auf die Unterrichtsarbeit beschränken, in anderen wird der Geistliche zum Vorstand gehören und als Hausvorstand mit der Oberin gemeinsam Schwesternangelegenheiten zu erledigen haben, was besondere Übereinstimmung erfordert.

Inwieweit das eine Amtserleichterung oder Amtserschwerung für die betreffende Oberin bedeutet, wird allein von der Persönlichkeit beider abhängen und der inneren Stellung zueinander.

Je mehr die Oberin in ihre Arbeit hineinwächst, je größer ihre Erfahrung in der Leitung der Schwestern wird, um so klarer wird es ihr, um so zwingender empfindet sie, daß gerade in der Schwesternarbeit die religiöse Grundlage eine notwendige ist und den gedeihlichsten Boden für die Entwicklung zur rechten Schwester bildet. Ein sicherer Halt ist damit für die Leitung gegeben.

Wie zu allem Guten, ist auch eine Erziehung zu religiösem Bedürfnis und Empfinden nötig. Im Schwesternberuf wird sie auch denen noch geboten werden müssen, deren Jugenderziehung es daran gefehlt hat. Vor und neben der ethischen Berufserziehung muß das religiöse Leben der Schwestern gepflegt werden.

Wenn es sich ohne äußeren Zwang durch rechte Führung als innerer Drang im Schwesternherzen entwickelt, wird es frei von Heuchelei und Muckertum auch das Streben nach ethischer Vervollkommnung durchsetzen, es mächtiger, lebendiger werden lassen.

Wahre Frömmigkeit wirkt stets fördernd auf sittliches Streben und jedes Wachstum sittlichen Lebens verstärkt das religiöse.

Wenn die Erfüllung der ethischen Berufsaufgaben dem Schwesternleben Licht gibt, so fehlt ihm ohne Religiosität die lebendige, erhaltende Wärme.

Rechte Lebenswärme durchdringt das Berufsleben erst, wenn die Seele ihren Anker im einzigen, wahrhaftigen Grund des Lebens, ihren Gott, versenkt hat.

Die Schwester und Oberin, die religiöses Leben in sich tragen, in denen ist ihr Gott lebendig, er spricht aus ihnen, sie handeln in seiner Kraft, fühlen sich als sein Werkzeug.

Ihre sittliche Entwicklung strahlt in seinem Glanz. Im Einklang mit ihm gehen sie sicher den von ihm vorgezeichneten Weg.

Sie nehmen das Leben ernst, denn das Kleinste in ihm wird ihnen zur Aufgabe innerer Vervollkommnung, Sie genießen dankbar das Gute auf ihrem Berufsweg tragen freudig das Schwere. Sie finden sich leicht in veränderte Verhältnisse, heiter und friedlich schaut es um sie aus, denn sie fühlen sich wohl geborgen.

Ruhe und Kraft geht von ihnen aus und unruhige Herzen werden still in ihrer Nähe. Sie fühlen den Hauch des Friedens, Gottes Geist im Menschengemüt. Der Seelsorger ist der Berufene, sie diesen Weg zu führen.

Je mehr es ihm gelingt, einzudringen in das Schwesternleben, mit seinen vielfachen Anforderungen, die Schwestern selbst kennen zu lernen in ihren Veranlagungen und Bedürfnissen, um so wertvoller wird seine Mitarbeit sein, um so sicherer der Halt für die Oberin.

Um so mehr wird sie an ihm erstarken. Nie dürfte gerade die Ausübung ihrer gemeinsamen Tätigkeit getrennte Heerlager unter den Schwestern entstehen lassen, für und wider den einen and andern, sonst muß der für die ethische Erziehung der Schwestern so wichtige Einfluß beider wirkungslos bleiben.

Treue wird dasjenige sein, was den Stützpunkt im gemeinsamen Wirken von Seelsorger und Oberin bildet.

Treue in der feinen Kleinarbeit zur Heranbildung wahrer Schwesterngesinnung in gleichem Sinn auf Grund echter Religiosität. Treue in der rechten gegenseitigen Unterstützung, im festen Zueinanderstehen bei Schwierigkeiten.

> „Mit Taten schmückt sich Treue,
> nicht mit Worten.“

Die Oberin im Vorstand.

„Selbstachtung, Selbsterkenntnis und Selbstbeherrschung, die drei allein führen das Leben zu königlicher Kraft."

(Tennyson.)

Die vielseitigen, verantwortlichen Aufgaben der Oberin sprechen für sich selbst.

Sie fordern zu ihrer befriedigenden Lösung eben den hochgebildeten Menschen, die Dame.

Es werden sich solche nur für den Posten finden lassen, wenn ihnen die Stellung zugebilligt wird, die den Aufgaben, die ihnen auferlegt werden, und deren Verantwortung entspricht.

Die Stellung der Oberin sollte mit ihren Gaben, ihrer Bildung und ihrem Können in Einklang stehen.

Der Vorstand kann durch sein Verhältnis zu ihr viel dazu beitragen, ihr diese Stellung zu ebnen und zu sichern, doch wird im letzten Grunde meist von der Persönlichkeit der Oberin die Stellung abhängen, die sie einnimmt.

Heutzutage gibt nicht nur der innere Wert des Menschen den Ausschlag.

Man muß in gewissem Sinne auch äußerlich zeigen,

was man ist und sein Können zur rechten Geltung zu bringen wissen.

Garantie für Erfolg geben nicht nur Tüchtigkeit und Verdienst, sondern auch die rechte Art sich durchzusetzen, durch das richtige Auftreten.

Es wird einem nur geboten, was man sich bieten läßt!

Die Oberin, die nicht nur innerhalb ihres Arbeitsgebietes, sondern auch nach außen hin, ihr Oberinnenamt in der rechten Weise vertritt, wird ihren Schwestern Stellung geben und das Ansehen der Vereinssache heben, der sie dient. Sie erfüllt damit eine notwendige Pflicht. Da die Oberin als Schwester den tiefsten Einblick, das ausgiebigste Verständnis und das begründetste Urteil in Schwesternangelegenheiten besitzt, gehört sie als Referentin für dieses Gebiet in jede Vorstandssitzung.

Werden vom Vorstand Bestimmungen über die Schwestern getroffen, die sie durchzuführen und zu beaufsichtigen hat, sollte sie ihrer praktischen Erfahrung und Sachkenntnis nach zur Äußerung hinzugezogen werden, ehe dieselben in Kraft treten.

Dazu muß sie stimmberechtigtes Mitglied des Vorstandes sein.

Sie ist als Dame den Vorstandsmitgliedern gleichgestellt, vertritt den Schwestern gegenüber die Anordnungen des Vorstandes, muß also an seiner Autorität teilhaben, unbeschadet dessen, daß sie der Gesamtheit des Vorstandes untersteht. Sie hat das Vereinsinteresse nach innen und außen jederzeit in dem vom Vorstand gewünschten Sinn zu vertreten.

Stimmt er mit dem ihren nicht überein, so kann sie ihr Amt niederlegen, hat aber nie dienstliche Anweisungen des Vorstandes zu umgehen oder seine Beschlüsse im Schwesternkreise zu kritisieren. Sie hat sich mit ihrem Vorstand eins zu fühlen.

Der nötige Spielraum zur Entfaltung ihres Könnens muß ihr in der Bewegungsfreiheit innerhalb ihres Wirkungskreises gewährleistet werden, nur dann kann sie die Verantwortung übernehmen. Das Verantwortungsgefühl führt zum Einsetzen der ganzen Persönlichkeit, der vollen Kraft, erzieht in der Arbeit.

Durch die Selbständigkeit, die der Vorstand seiner Oberin läßt, fördert er die Vereinsarbeit. Je größer diese Selbständigkeit ist, um so sorgfältiger muß sich die Oberin vor Übergriffen in ihren Befugnissen hüten.

Gegenseitiges Vertrauen und Harmonie müssen die Grundlagen des Verhältnisses von Vorstand und Oberin bilden.

Das richtige Verständnis für die Schwierigkeiten ihrer Aufgabe und die durchgreifende Unterstützung von seiten des Vorstandes im gegebenen Moment sind Kraftquellen für die Oberin, deren sie nicht entraten kann.

Je mehr Hand in Hand auch Vorstand und Oberin arbeiten, je größer die Vertrauensstellung zueinander ist, je mehr Rückhalt sie an ihm findet, um so leichter wird ihr die Stellung in ihrem Dienstbereich gemacht.

Steht ihr Vorstand als geschlossene Mauer hinter ihr, ist ihre Autorität bei den Schwestern gesichert.

Wird über sie hinweg von einzelnen Vorstandsmitgliedern in ihre Funktion eingegriffen, muß ihre Autorität darunter leiden.

Alle Anträge und Berichte für und über ihr ganzes Arbeitsgebiet haben durch sie zu geschehen.

Wie die Oberin dem Vorstande, sollten alle ihr unterstehenden Hilfskräfte der Oberin für ihre Abteilungen zu berichten haben, nur dann wird die volle Arbeit von ihr übersehen werden können und einheitlich bleiben.

Dem Urteil der Oberin wird der Vorstand, wenn er sie erprobt und nicht zu leicht befunden hat, fest vertrauen müssen, nicht Gegeneinflüssen sein Ohr leihen dürfen und ihr den Dienst dadurch erschweren, sie brach legen und vorzeitig aufreiben.

Die unfähige, ungenügende Oberin soll der Vorstand rechtzeitig ihres Amtes entsetzen, die tüchtige, weitblickende nicht beschränken und lähmen.

Der rührigste, beste Vorstand wird ohne die geeignete Oberin ebensowenig Arbeitserfolge erzielen, wie die tüchtigste Oberin in einem Vorstande, der ihrer entraten zu können glaubt.

Die Vorarbeit für die Aufnahme von Lehrschwestern, bis zur Genehmigung durch den Vorstand nach Einsicht in die Papiere, wird meistens zu den Aufgaben der Oberin im Vorstande gehören. Sie wird wohl durch Erfahrung den schärfsten Blick für die Eignung der Meldenden bei persönlicher Vorstellung haben und durch geschickte Fragen sich am umfangreichsten über Einzelheiten unterrichten können und sich nicht blenden lassen. Gesundheitliche Eignung ist Vorbedingung.

Nicht selten wird die Persönlichkeit der Oberin Mut machen oder Ungeeignete abschrecken. Den Meldenden den ganzen Ernst der Aufgabe vor Augen zu stellen, eher zu schwarz als zu rosig zu malen wird anzuraten sein. Das schützt vor Wandervögeln.

Hat die Oberin mit dem Vorstand zu kämpfen, wird sie gehemmt, nicht von Vertrauen getragen, von hilfsbereiten, verständnisvollen Händen und Herzen über Schwierigkeiten hinweggehoben, dann ist ihrer Arbeit Schicksal besiegelt und der Wanderstab ihr in die Hand gedrückt.

Nicht sorgfältig genug kann der Vorstand in der Wahl seiner Oberin vorgehen.

Ihr Amt ist so wichtig, daß mit ihr und durch sie die Schwesternschaft steigt und sinkt.

Belastend, aber bis zum gewissen Grade berechtigt, ist ein ärztlicher Ausspruch, daß die Qualität der Schwestern von der Leitung abhängt. —

Die Schwesternschaft soll die Möglichkeit und das Recht haben, sich über die Oberin beim Vorstand beschweren zu können.

Der Oberin muß das Recht zustehen, Einsicht in die Beschwerde zu nehmen und sich zu rechtfertigen, ehe in die Sache eingegangen wird. Nie dürfte derartiges über die Oberin hinweg mit Schwestern verhandelt, sie nie in Unkenntnis darüber gelassen werden, auch wenn sie das volle Vertrauen ihres Vorstandes besitzt.

Eine so verantwortungsvolle und nicht unvorbereitet zu übernehmende Aufgabe, wie die der Oberin sollte nicht auf zwei Augen gestellt sein.

An die Seite der Oberin gehört in größeren Betrieben eine Hilfskraft, die in alle Einzelheiten der Oberinnentätigkeit eingeweiht ist.

Sie muß nicht nur eine gute Schwester, sondern vor allem ein vornehm denkender, taktvoller, diskreter, intelligenter Mensch sein, der jederzeit mit der Oberin, nach keiner Richtung ihr entgegenarbeitet und eine Nebenregierung bildet.

Eine Übereinstimmung in der Denkungsart und Berufsauffassung muß zwischen der Oberin und ihrer Hilfskraft herrschen, nur dann ist ein wirkliches Hand in Hand arbeiten, ein sich ergänzendes Arbeiten zweier Menschen denkbar.

Verbindet sie ein persönliches Band von Hochschätzung und Verehrung, wird das der Arbeit nur förderlich sein, weil es anregt und die Arbeitsfreudigkeit und Arbeitskraft verdoppelt.

Bei jeder Abwesenheit der Oberin muß die voll eingearbeitete Gehilfin die Vertretung übernehmen.

Solche Vertretung durch eine nur theoretisch ausgerüstete Vorstandsdame erfolgen zu lassen, die den Berufsschwierigkeiten fernsteht, der die praktische Berufserfahrung und damit die Übersicht fehlt, führt leicht zu Schwierigkeiten, die besser vermieden werden.

Zu den Pflichten der Oberin und zu ihren Vorzügen gehört die Beherrschung der äußeren Politik in ihrem Arbeitsreich und der inneren Politik in ihrem Vorstand.

Sie muß auch Diplomatin sein können, sie darf nicht weltfremd sein.

Je gewandter sie ist, um so weniger wird sie anstoßen. Immer korrekt, stelle sie sich möglichst nie in den Vordergrund, behalte aber ihr Ziel stets fest im Auge, um zu erreichen, was sie erstrebt.

So wichtig es ist, daß sie ihre Selbstachtung wahrt und sich nicht in ihrem Amt auf ein Niveau herabdrücken läßt, das ihrer nicht würdig ist, so nötig ist ihr die rechte Selbsterkenntnis, um auch in ihren Anforderungen in den Grenzen zu bleiben, die ihrer Persönlichkeit durch die natürlichen Anlagen gesteckt sind und nicht mehr nehmen zu wollen, als sie in der Lage ist, zu geben.

Dem ermüdenden Teil ihrer Arbeit, über Einzelheiten ihrer Tätigkeit, schon Erledigtes, eingehend Bericht zu erstatten, hat sie nachzukommen, um dem Vorstand lebendige Fühlung zur Arbeit der Schwestern jederzeit zu ermöglichen, die das Interesse des Vorstandes rege erhält und das rechte Verständnis für die Anforderungen und Schwierigkeiten der Schwesternarbeit erschließt. Bei einem vielköpfigen Vorstand besteht meist ein kleiner Arbeitsausschuß von 2—3 Personen, für Einzelheiten des Betriebes und der Schwesternhaltung. Mit diesem Ausschuß hat sich die Oberin über alle Dinge zu benehmen. In der Gesamtsitzung des Vorstandes kommen dann nicht alle Einzelheiten zur Kenntnis, aber alles Wichtige gelangt zur Verhandlung und Entscheidung.

Je größer das Verständnis für den Schwesterndienst im Vorstand ist, um so leichter wird ihr die Arbeit gemacht werden, um so weniger Einwänden werden ihre Vorschläge begegnen, die sich auf genaueste Kenntnis der Personen und Sachlage gründen.

Der Stationswechsel von Schwestern, der mit den Ärzten besprochen einen schwierigen Teil ihrer Arbeit bildet und in der Arbeit stehend auch nur von ihnen geregelt werden kann, wird dann auch nicht in letzter Stunde vom Vorstand umgestoßen werden und ihrer Selbstbeherrschung und Arbeitsfreudigkeit zum Prüfstein werden. Daß die Oberin richtig zu disponieren versteht, ist hierbei Voraussetzung und Vorbedingung, sonst ist sie nicht am Platz. Daß, wenn ihr die Stationierung überlassen bleibt, Ungerechtigkeit, nicht überlegte Sachlichkeit vom Vorstand befürchtet werden könnte, machte sie ebenso ungeeignet für ihren Vertrauensposten. —

Werden Standespflichten von ihr verlangt, die sie pekuniär belasten — Mehrausgaben bringt jede derartige Stellung — so ist sie billigerweise so zu stellen, daß sie, außer dem Einsatz an Lebenskraft und dem schnelleren Verbrauch derselben in ihrer Lebensarbeit, nicht auch noch Geldopfer für ihre Stellung zu bringen hätte. —

Kriegsjahre zählen doppelt! Auch die Jahre der Oberinnentätigkeit dürften dieser Kategorie zuzuzählen sein. Ihre Arbeit ist besonders aufreibend. Darum ist die Oberin nicht zu überlasten und beizeiten zu entlasten.

Wichtig ist es, daß ihr ausreichender und mehrmaliger Erholungsurlaub im Jahr gewährt wird. Das wird um so zwingender, je mehr sie geistige Nebenarbeit leistet.

Für ihre ausgiebige Invaliditäts- und Altersversorgung ist entsprechende Fürsorge zu treffen.

Je mehr sie von Kleinarbeit entlastet wird, je frischer sie bleibt, um so mehr wird sie zu geistiger Mitarbeit an allgemeinen Berufsfragen fähig sein.

Eine rege Teilnahme an beruflichen Kongressen, auch über die eigene Organisation hinaus, um sich den weiten Blick zu wahren, wird sie über die beruflichen Forderungen der Neuzeit auf dem Laufenden halten. Die Oberin wird ihren eigenen Ansichten Gelegenheit geben, sich an andern zu korrigieren, zur Klärung und Festigung derselben nicht wenig beitragen und zu vertiefter Arbeit angespornt werden. Aus der Begeisterung, dem Zusammenschluß, die gemeinsame Arbeit für große Gedanken und Ziele in Gleichdenkenden auslösen, wird sie neuen Mut für ihre Aufgaben schöpfen.

Diejenige, die Veranlagung dazu mitbringt, sollte das Wort beherrschen lernen, um sich an der Diskussion beteiligen zu können, auch das ist zum großen Teil Übungssache.

Auch nach dieser Richtung sollte die Oberin den heutigen Ansprüchen an die an leitender Stelle in sozialer Arbeit stehenden Frau entsprechen, ihre Sache überzeugungsvoll vertreten, für sie gewinnen, Angriffe abwehren können, wenn es darauf ankommt und ihren Platz im Vorstand, auch nach der Seite, würdig vertreten.

Wie segensreich für die Erziehungsarbeit der Oberin, wenn ihr selbst die Möglichkeit gegeben wäre, dazwischen noch über Pädagogik, über Ethik zu hören.

Zu all dem gehören Zeit und Kraft, die im Oberinnenamt schnell auf die Neige gehen.

Das entgegenkommende Verständnis von seiten ihres Vorstandes wird beide sparen helfen und die Oberin am sichersten entlasten.

Darum ist der Arbeitserfolg der Oberin im letzten Grunde abhängig von ihrem Vorstand.

Kraftgefühl in Schwierigkeiten, dankbares Frohgefühl in der ruhigen Sicherheit der Einigkeit mit ihm in wichtigen Fragen, bei Widrigkeiten, kommt der Oberin in erster Linie von ihm.

Glücklich die Oberin, die in diesem Sinn in und mit ihrem Vorstand tätig sein kann!

Ihre besten Kräfte kommen dann zum Einsatz, ihr Können erreicht seinen Höhepunkt und die Richtschnur in ihrem Amt bleibt allezeit:

> „Strebe hoch empor, aber die Liebe gebe deinem Streben die Richtung." (Goethe.)